Laimighofer
Schonkost für
Magen & Darm

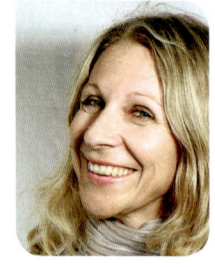

Die Ernährung ist schon seit ihrer Jugend ein Thema für **Dr. Astrid Laimighofer**: durch ihren Leistungssport rückte gesundes Essen immer mehr in den Fokus, sodass sie schließlich Ernährungswissenschaften an der Universität in Wien sowie Marketing studierte. Nach Tätigkeiten in der Industrie, ihrer Promotion und einer systemischen Coaching-, Beratungs- und Trainerausbildung ist sie nun in eigener Beratungspraxis in Perchtoldsdorf bei Wien tätig und arbeitet als Autorin für Ernährungsthemen. Ein wichtiger Grundgedanke begleitet sie dabei stets bei ihrer täglichen Arbeit: »Essen ernährt uns nicht nur, richtiges Essen kann uns auch wieder gesund und richtig vital machen: Zwickt es mal in unserer Verdauung, können wir unserem Körper durch eine optimale Lebensmittelauswahl und die richtige Zubereitung sehr viel Gutes tun und damit Beschwerden mildern. Jede Mahlzeit als Genuss zu erleben, ist für mich ein zentrales Thema. Und auch bei Erkrankungen steht der ›Leckerfaktor‹ an erster Stelle.« Ihre köstlichen wie gesunden Rezepte überzeugen auf ganzer Linie. Astrid Laimighofer lebt und arbeitet in Perchtoldsdorf bei Wien, Österreich.

Dr. Astrid Laimighofer

Schonkost für Magen & Darm

So bauen Sie die Ernährung nach dem
3-Stufen-Konzept sanft auf

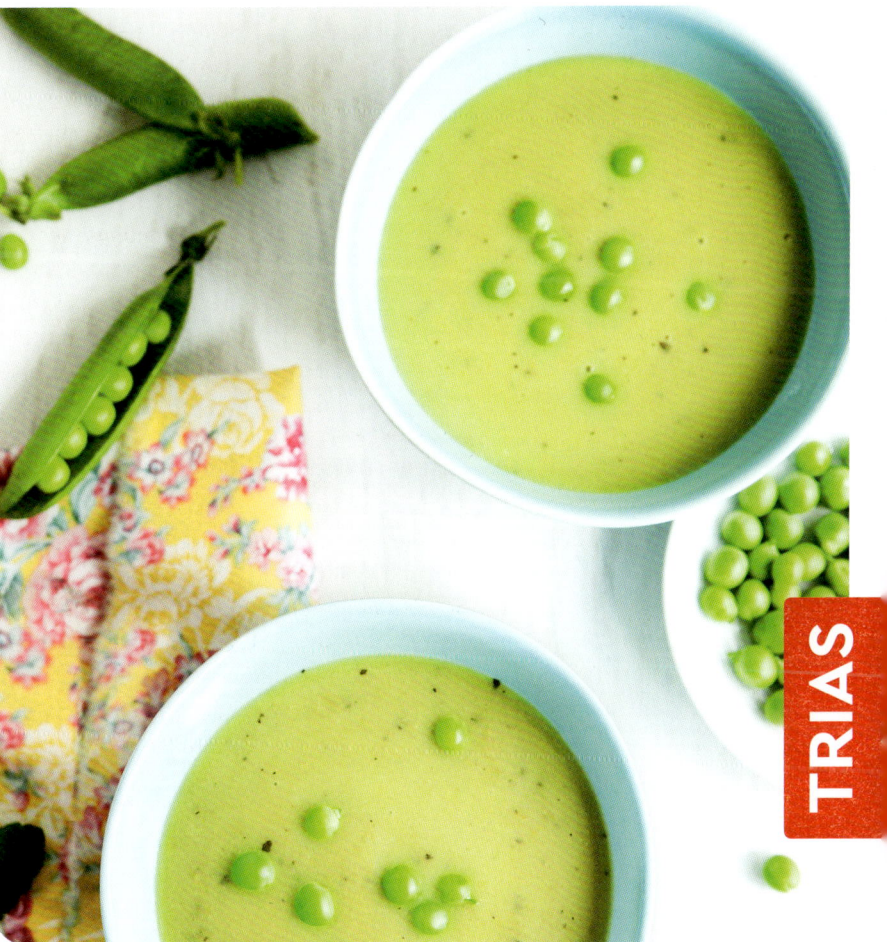

TRIAS

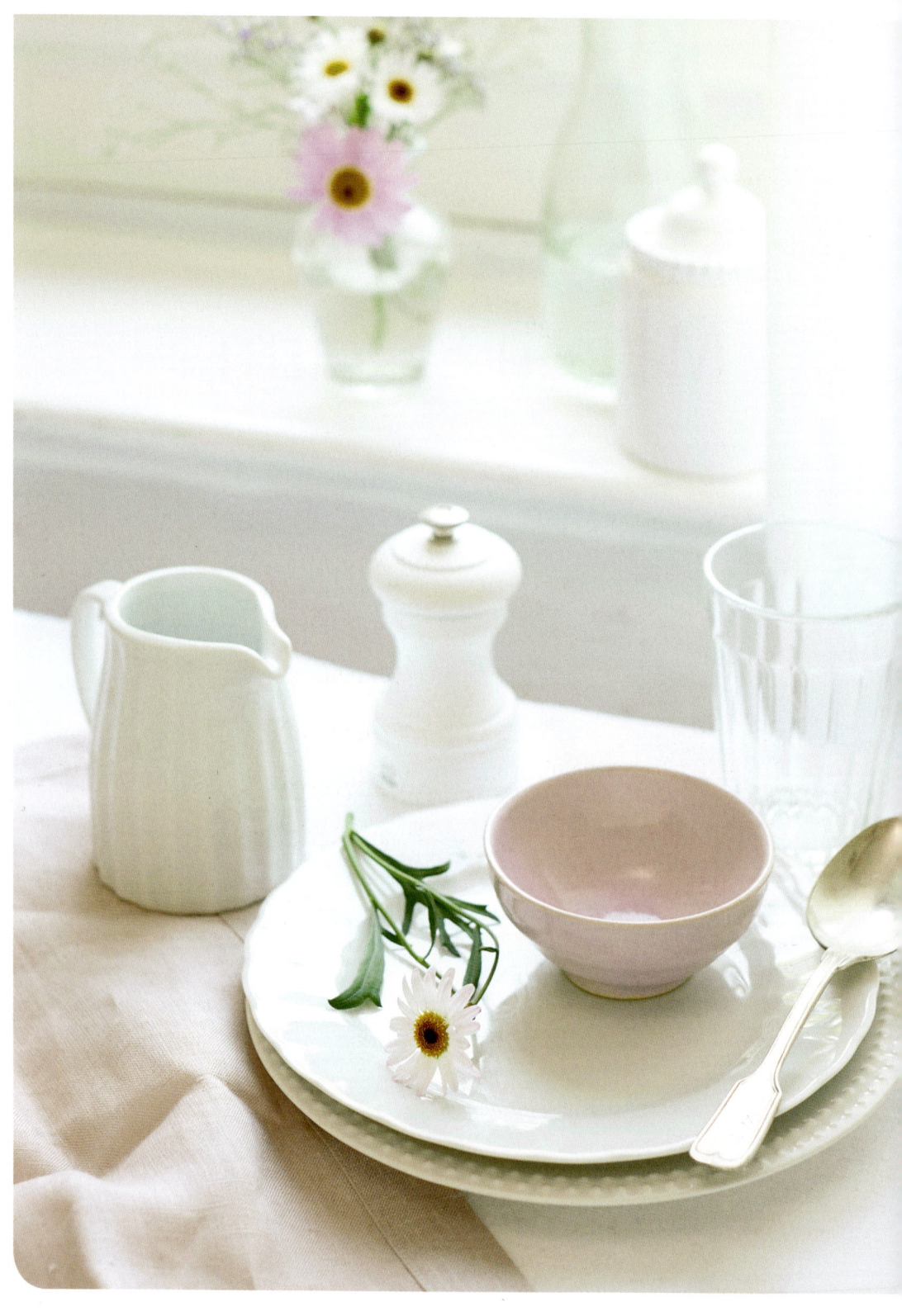

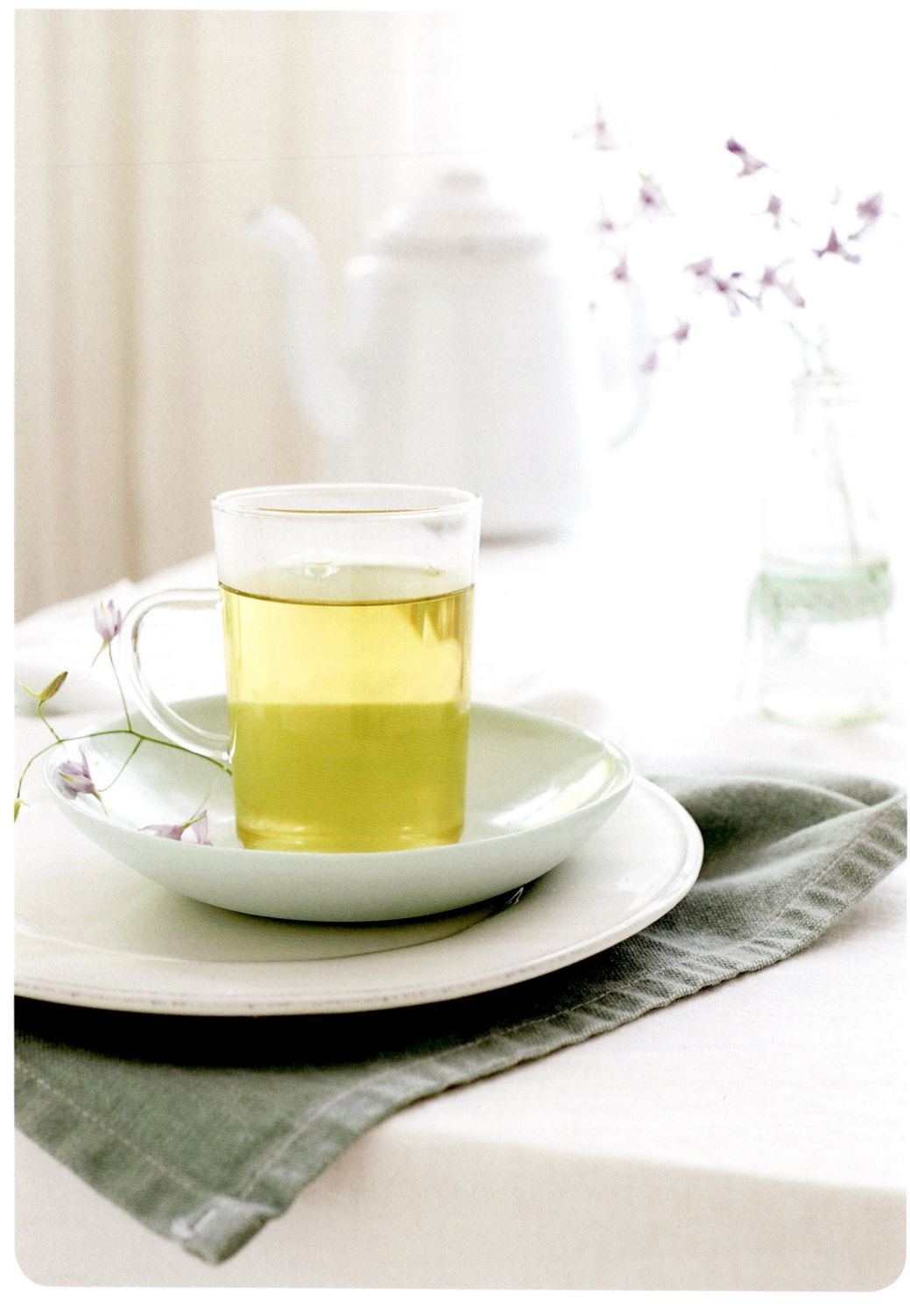

Liebe Leserin,
lieber Leser,

erfreulicherweise machte der Erfolg der ersten Ausgabe dieses Ratgebers eine Neuauflage erforderlich, was mir eine Überarbeitung und Aktualisierung ermöglichte. Das Buch heißt nach wie vor »Schonkost«, weil jeder weiß, was damit gemeint ist, auch wenn man fachlich korrekt heute von »leichter Vollkost« spricht. Bei Magen-Darm-Erkrankungen geht es prinzipiell immer darum, dem beleidigten oder auch erkrankten Organ für kurze Zeit »schonende«, »leichte« Lebensmittel zu gönnen. Das Ziel ist aber eine leichte Vollkost als Dauerernährung, die vollwertig ist, aber auf Lebensmittel verzichtet, die individuell nicht vertragen werden. Langfristige Schonung gilt auch bei Gastritis (Magenentzündung) und Morbus Crohn (spezielle Darmerkrankung) nicht mehr als zielführend.

In kritischen Zeiten empfiehlt sich ein langsamer Kostaufbau, bei dem zuerst der Magen-Darm-Trakt etwas geschont wird, um dann allmählich wieder für vollwertiges Essen einsatzfähig zu sein. Genau darum geht es in diesem Buch. Dabei meinen die Begriffe Schonkost, schonende Kost, gastroenterologische Diät oder Aufbaukost alle dasselbe. In die neue Auflage sind aktuelle wissenschaftliche Erkenntnisse mit eingeflossen. Außerdem wurde dem Thema »Stress« als möglichem Mitverursacher von verschiedenen Magen-Darm-Erkrankungen ein kleiner Teil gewidmet und ich habe für Sie neue Rezepte mit aufgenommen. Besonders attraktiv sind die neuen Fotos, die allein beim Anblick äußerst appetitanregend wirken. Zusätzlich waren auch die Fragen von Leserinnen und Lesern der ersten Ausgabe Anregung für die eine oder andere Ergänzung.

Ich hoffe, dass auch Ihnen dieses Buch ein hilfreicher Begleiter sein wird.

Perchtoldsdorf bei Wien, Herbst 2019
Ihre Dr. Astrid Laimighofer

Mein leckerer schonender Tag

Fruchtiges Amaranthmüsli

Für 4 Personen
⊘ 30 Min.

150 g Amaranth • 1 Prise Salz • 500 ml Haferdrink • 2 EL gemahlene oder gehackte Nüsse • 400 g geriebene Äpfel • 150 g Naturjogurt • 2–3 EL Ahornsirup • Zimt

● Amaranth mit Salz in der Hafermilch aufkochen, etwa 15 Minuten bei kleiner Hitze köcheln lassen und vom Herd nehmen. Nüsse unterrühren. Noch etwas nachquellen lassen.

● Geriebene Äpfel mit dem Joghurt unter den Amaranth rühren. Mit Ahornsirup und etwas Zimt abschmecken.

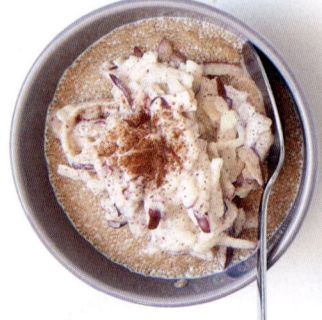

Gemüsecurry mit Huhn und Reis

Für 4 Personen
⊘ 45 Min.

3 Karotten • 1 Brokkoli • 2–3 cm Ingwer • 1 Mango • 500 g Hühnerfilet • 3 EL Rapsöl • 1 TL Currypulver • 1 TL Salz • 400 ml Kokosmilch • 150 ml Gemüsebrühe • 300 g Basmatireis • 2 Handvoll Korianderblätter

● Karotten schälen und in Scheiben schneiden. Brokkoli putzen und in Röschen teilen. Ingwer schälen und fein würfeln. Mangofruchtfleisch würfeln.

● Fleisch in ca. 3 cm große Würfel schneiden, in Öl anbraten, herausnehmen und beiseitestellen. Gemüse und Ingwer im Bratenrückstand anbraten.

● Fleisch dazugeben und mit Curry und Salz würzen. Mit Kokosmilch und Brühe ablöschen und etwa 5–6 Minuten lang schmoren lassen. Gegen Ende der Garzeit Mango dazugeben.

● Reis nach Packungsanleitung zubereiten. Mit Korianderblättern bestreuen und servieren.

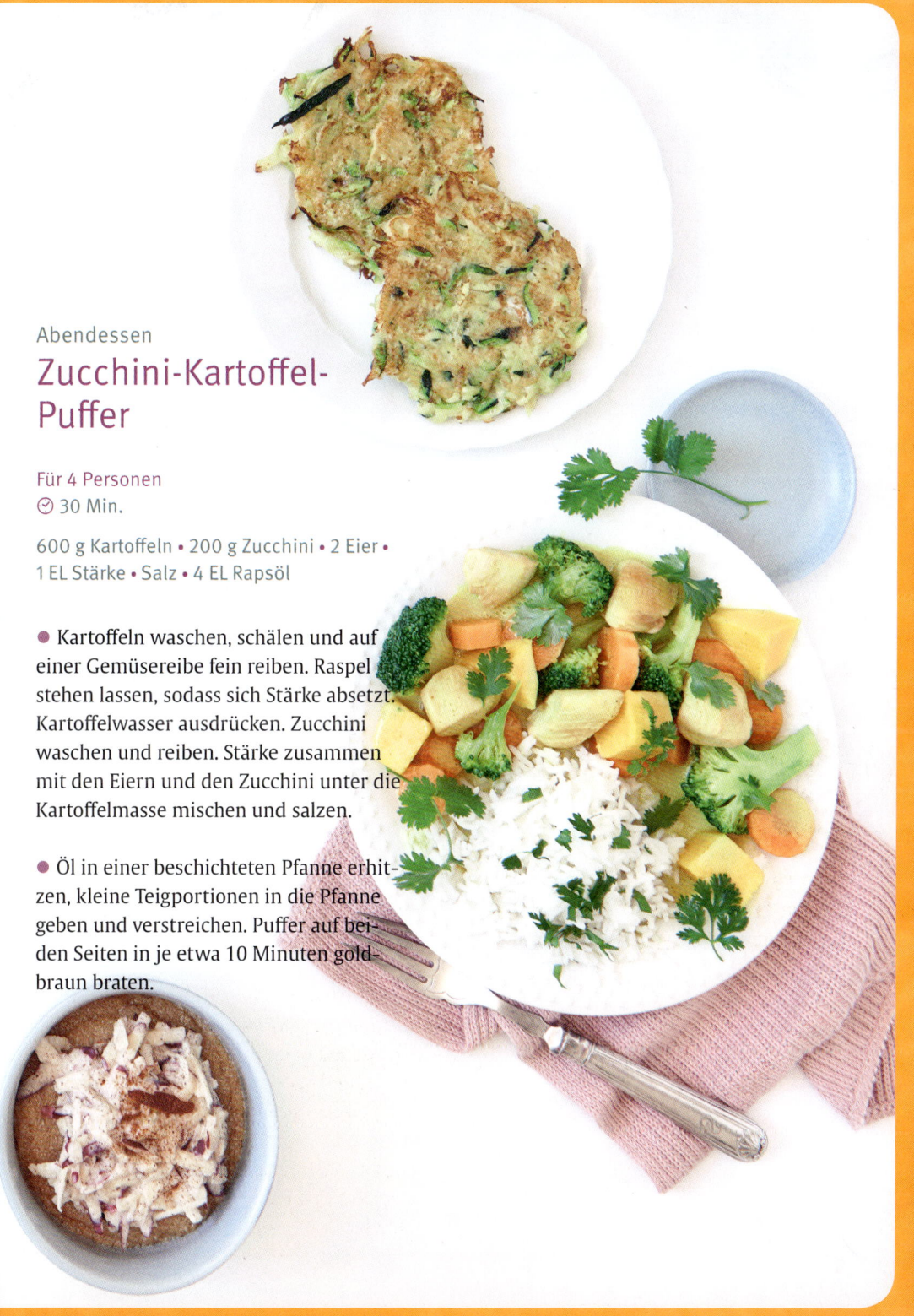

Abendessen

Zucchini-Kartoffel-Puffer

Für 4 Personen
⊘ 30 Min.

600 g Kartoffeln • 200 g Zucchini • 2 Eier •
1 EL Stärke • Salz • 4 EL Rapsöl

● Kartoffeln waschen, schälen und auf
einer Gemüsereibe fein reiben. Raspel
stehen lassen, sodass sich Stärke absetzt.
Kartoffelwasser ausdrücken. Zucchini
waschen und reiben. Stärke zusammen
mit den Eiern und den Zucchini unter die
Kartoffelmasse mischen und salzen.

● Öl in einer beschichteten Pfanne erhitzen, kleine Teigportionen in die Pfanne
geben und verstreichen. Puffer auf beiden Seiten in je etwa 10 Minuten goldbraun braten.

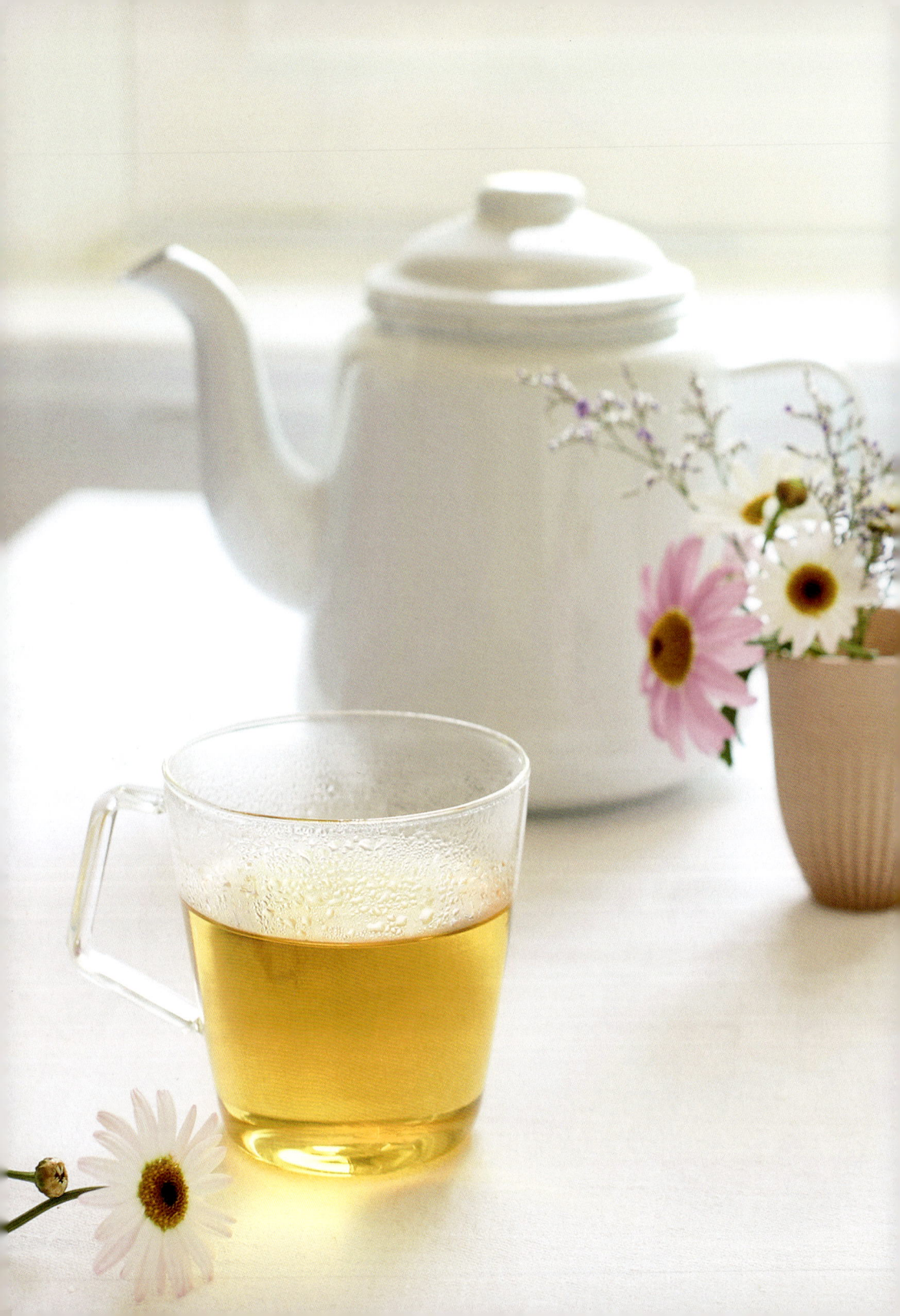

Basiswissen zur schonenden Kost

Was schadet dem kranken Magen oder Darm und was schont und regeneriert den maladen Verdauungstrakt? Wie werde ich Schmerzen oder Durchfall wieder los?

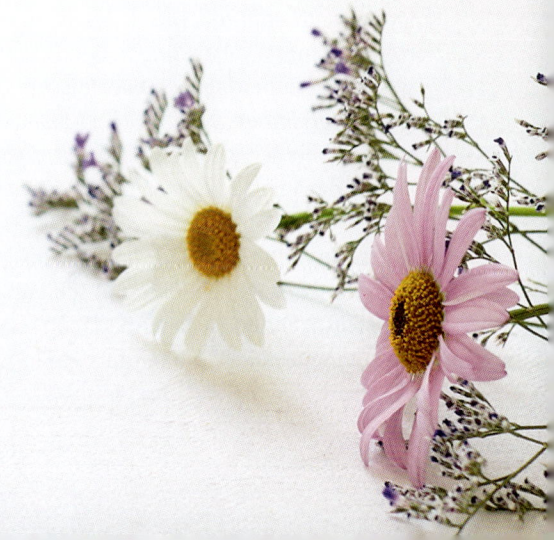

Magen-Darm-Erkrankungen

Unser Verdauungssystem leistet Schwerstarbeit. Sind wir gesund, geht alles unbemerkt vonstatten. Erst wenn Probleme auftauchen, rücken Magen oder Darm in den Fokus.

Verdauung – der Weg unseres Essens

Die Verdauung beginnt schon im Mund. Durch gründliches Kauen wird die Nahrung zerkleinert und mit Speichel vermengt. Im Speichel sind Enzyme enthalten, die mit der Zerlegung der Kohlenhydrate beginnen. Durch die Speiseröhre gelangt die Nahrung in den Magen, wo sie mit dem Magensaft vermischt und weiter zerkleinert wird. Die im Magensaft enthaltene Salzsäure trägt unter anderem dazu bei, Bakterien abzutöten.

Normalerweise ist das Verhältnis von schleimhautschädigenden und schleimhautschützenden Stoffen im Magen relativ ausgeglichen. Nehmen nun die Stoffe überhand, die die Magenschleimhaut schädigen, ist diese beleidigt und es entwickelt sich eine Gastritis.

Salzsäure hört sich ziemlich gefährlich an, ist aber unbedingt notwendig, um die mit der Nahrung aufgenommenen Keime abzutöten. Eine intakte Schutzschicht – die Magenschleimhaut – schützt den Magen vor der aggressiven Salzsäure. Ist die Magenschleimhaut aber angegriffen und hat einige Läsuren, schädigt die Salzsäure diese dann noch etwas mehr. Es entwickelt sich ein Magengeschwür.

Es wird im Magen auch ein Stoff produziert, der für die Aufnahme des Vitamins B_{12} unerlässlich ist. Daher muss bei Magenoperationen, besonders wenn große Teile des Magens entfernt werden, Vitamin B_{12} anderweitig aufgenommen werden. Außerdem gibt es im Magensaft weitere Enzyme, die mit der Eiweiß- und Fettaufspaltung beginnen.

In kleinen Portionen wird der Speisebrei dann vorbei am Magenpförtner an den Zwölffingerdarm weitergeleitet. Der Zwölffingerdarm ist der oberste Teil des Dünndarms. Hier wird der »saure« Brei neutralisiert. Außerdem werden Galle und Enzyme aus der Bauchspeicheldrüse hinzugefügt. Diese sind notwendig, um die Eiweiße, Kohlenhydrate und Fette aus dem Essen in kleinste Bausteine zu zerlegen, die der Körper dann aufnehmen kann.

Ist die Bauchspeicheldrüse entzündet, spricht man von Pankreatitis. Die Stoffe, die die Bauchspeicheldrüse ausschüttet, sind besonders wichtig für die Verdauung unseres Essens. Funktioniert diese nicht, kommt es zu großen Problemen in der Nahrungsaufnahme. Fette können beispielsweise nicht mehr ordentlich verdaut werden, es kommt zu Fettstühlen. Da in der Bauchspeicheldrüse auch die Zellen für das Insulin sitzen, kann es – wenn diese geschädigt ist – auch zu einem Diabetes kommen.

Durch die Darmbewegungen wird der Nahrungsbrei langsam weiterbewegt. Im Dünndarm werden die zerlegten Nährstoffe schließlich ins Blut abgegeben.

Morbus Crohn ist eine Erkrankung, die im Dünndarm und im Dickdarm auftreten kann. Hier entzünden sich immer wieder verschiedene Abschnitte. Eine andere Darmerkrankung ist die Colitis ulcerosa, bei der die immer wiederkehrende Entzündung auf den Dünndarm begrenzt ist.

Was nicht im Dünndarm vom Körper aufgenommen werden kann, wird weiter in den Dickdarm transportiert. Darmbakterien bauen hier noch die Ballaststoffe ab. Außerdem wird dem Speisebrei noch Wasser entzogen. Die Dinge, die unser Körper nicht brauchen kann, werden als Stuhl ausgeschieden.

Gastritis – Magenschleimhautentzündung

Hat Ihr Arzt die Diagnose Gastritis gestellt, handelt es sich um eine Entzündung der Magenschleimhaut. Diese kann akut oder chronisch sein, wobei die Magenschleimhaut in jedem Fall geschädigt ist. (Beim Reizmagen hingegen handelt es sich nur um subjektive Beschwerden in der Magengegend. Organische Schäden liegen hier nicht vor.)

Die Magenschleimhaut kann immer dann geschädigt werden, wenn ein Ungleichgewicht zwischen den schleimhautschützenden und den -schädigenden Mechanismen besteht. Eine akute Gastritis tritt meist dann auf, wenn zu viele schleimhautschädigende Substanzen auf den Magen einwirken. Das können beispielsweise Alkohol, Nikotin oder Medikamente sein, aber auch Stresssituationen können eine Gastritis auslösen. Die gute Nachricht bei dieser Form der Gastritis: Sobald die Auslöser wegfallen, heilt die Schleimhaut ohne bleibende Schäden aus.

Eine akute Gastritis äußert sich in:
• Übelkeit, Brechreiz
• krampfartigen Schmerzen in der Magengegend und im Oberbauch
• Sodbrennen und Aufstoßen
• Appetitlosigkeit
• Völlegefühl und Blähungen

Die chronische Gastritis äußert sich nicht so klar und deutlich, wie das bei der akuten Form der Fall ist. Die Beschwerden sind eher von unspezifischer Art wie Appetitlosigkeit oder Druck in der Magengegend. Je nach Ursache werden bei der chronischen Form 3 Typen von Gastritis unterschieden:
• Typ-A-Gastritis: Hier richtet sich das Immunsystem gegen körpereigene Zellen der Magenschleimhaut.
• Typ-B-Gastritis entwickelt sich über den Helicobacter pylori.
• Typ-C-Gastritis ist zurückzuführen auf schleimhautschädigende Substanzen wie Alkohol oder Medikamente.

Das hilft Ihnen bei Gastritis

Bei einer akuten Magenschleimhautentzündung empfiehlt sich ein vorübergehender Verzicht auf Nahrung bei gleichzeitiger ausreichender Flüssigkeitszufuhr. Danach folgt Aufbaukost bis hin zur leichten Vollkost. Genauere Tipps und Anleitungen finden Sie dazu in den folgenden Kapiteln.

Achten Sie sowohl bei der akuten als auch bei der chronischen Form auf Ihre individuellen Unverträglichkeiten. Wenn Sie nach dem Essen von bestimmten Speisen das Gefühl haben, dass Sie diese nicht vertragen, oder Sie Probleme haben, lassen Sie diese weg. Da nicht jeder Mensch auf die gleichen Nahrungsmittel empfindlich reagiert, heißt es hier, aufmerksam zu sein und sich selbst gut zu beobachten.

Die chronische Entzündung können Sie mit folgenden entzündungshemmenden Lebensmitteln eindämmen: Raps-, Lein-, Hanf- und Olivenöl, Fisch wie Lachs oder Makrele, Gewürze wie Kurkuma, Ingwer, Zimt, aber auch rotes und blaues Obst sowie grünes und oranges Gemüse.

Essen Sie mehrere kleine Mahlzeiten am Tag. Fünf Mahlzeiten sind bei Magenschleimhautentzündung optimal. Und bitte achten Sie auf die Menge. Nicht zu große Mahlzeiten, damit Ihr Magen nicht zu belastet wird. Dadurch ist der Magen immer leicht gefüllt und die produzierte Magensäure wird auch wirklich benötigt. Hören Sie lieber auf, wenn Sie zu etwa 80 % satt sind.

Essen Sie in Ruhe, genussvoll und langsam, und kauen Sie gründlich. Sie kennen sicher das Sprichwort »Gut gekaut ist halb verdaut«. Denn wenn Sie gründlich kauen, hat Ihr Magen nicht so viel zu tun und ist ebenfalls nicht so schnell beleidigt.

Wählen Sie magenfreundliche Zubereitungsarten aus. Dünsten, kochen oder blanchieren Sie Gerichte und vermeiden Sie zu stark angebratene oder geröstete Lebensmittel. Lesen Sie dazu auch Genaueres im Rezeptteil.

Vermeiden oder reduzieren Sie:
- Alkohol
- zu viel Kaffee (2 Tassen pro Tag sind noch in Ordnung)
- Rauchen
- zu heiße oder zu kalte Speisen
- scharfe Gewürze wie Chili oder Paprika
- fette oder frittierte Speisen (Schnitzel oder Pommes frites sollten Sie also sein lassen)
- zu zuckerreiche Lebensmittel

Magen- oder Zwölffinger-darmgeschwür

Unter einem Magengeschwür (Ulcus ventriculi) wird ein gutartiges Geschwür an der Innenwand des Magens verstanden. Ist bei der Gastritis die Schleimhaut nur oberflächlich angegriffen, sind bei einem Geschwür auch tiefere Schichten betroffen. Wird eine Gastritis nicht behandelt,

kann daraus ein Magengeschwür entstehen. Ist das Geschwür direkt im Zwölffingerdarm zu finden, spricht man vom Zwölffingerdarmgeschwür (Ulcus duodeni). Dieses tritt etwa fünfmal häufiger auf als das Magengeschwür.

Symptome

Die Beschwerden bei einem Magen- bzw. Zwölffingerdarmgeschwür sind relativ unspezifisch. Beim Magengeschwür treten sehr häufig im Oberbauch Schmerzen auf, es kommt zu Übelkeit und zu einem dumpfen Druckgefühl im Bauchraum. Am auffälligsten sind diese Schmerzen, wenn man länger nichts gegessen hat, also z. B. morgens nach dem Aufstehen. Weitere häufig auftretende Symptome sind Blähungen, Aufstoßen und Völlegefühl, Übelkeit und Erbrechen, Appetitlosigkeit und Gewichtsverlust.

Inwiefern die Nahrungsaufnahme selbst Einfluss hat, ist ziemlich unterschiedlich. Vielleicht gehören Sie zu den Patienten, bei denen die Symptome durch Essen verstärkt werden? Oder gehören Sie zu denen, bei denen sich Essen schmerzlindernd auswirkt?

Mögliche Ursachen

Wie bei der Gastritis liegt sowohl beim Magen- als auch beim Zwölffingerdarmgeschwür die Ursache in einem Ungleichgewicht von schleimhautschützenden und -zerstörenden Faktoren. Die wichtigste Krankheitsursache ist eine Infektion mit Helicobacter pylori. Daneben kann die Entstehung aber auch durch die lange Anwendung von Schmerzmitteln wie Paracetamol oder Acetylsalicylsäure-Präparaten oder durch Rauchen begünstigt werden. Weitere Gründe können eine genetische Veranlagung und psychische Belastungssituationen wie Dauerstress sein. Möglicherweise sind auch Ernährungsfaktoren mitverantwortlich.

Auch hoher Kaffeekonsum kann ein Magengeschwür entstehen lassen. Hier ist es weniger das Koffein, sondern eher andere beim Röstprozess entstehende Substanzen, die die Säureproduktion fördern und dadurch die Entstehung von Geschwüren. Diese These wird auch dadurch gestützt, dass nur bei hohem Kaffeekonsum, nicht aber beim Konsum von anderen koffeinhaltigen Getränken, die Häufigkeit von Magengeschwüren steigt.

Alkohol, besonders Bier und Wein, regen die Säureausschüttung an und können, in zu hohen Mengen genossen, zu einer Gastritis führen, die sich unbehandelt zu einem Magengeschwür auswachsen kann. Dennoch konnte bisher in Studien kein direkter Zusammenhang zwischen dem Alkoholkonsum und der Häufigkeit von Magen- und Zwölffingerdarmgeschwüren nachgewiesen werden.

Milch fördert die Ausschüttung von Magensäure erheblich – wahrscheinlich auch wegen des enthaltenen Kalziums.

Milch – so hat sich in einigen Untersuchungen gezeigt – verzögert die Abheilung von Geschwüren.

Da Magengeschwüre regional unterschiedlich häufig auftreten, nimmt man an, dass der Verzehr von Ballaststoffen und Zucker auch eine Rolle spielt. In Regionen mit hoher Ballaststoffzufuhr ist die Zahl an Magengeschwüren geringer, wird hingegen viel raffinierter Zucker gegessen, ist sie höher.

Ob Sie an Gastritis oder einem Magengeschwür leiden, kann nur der Arzt durch entsprechende Untersuchungen abklären. Zur Diagnose wird eine Magenspiegelung (Gastroskopie) herangezogen, bei der auch üblicherweise eine Gewebeprobe entnommen wird.

Das hilft Ihnen

Achten Sie auf Ihre persönlichen Verträglichkeiten. Erfahrungsmäßig weniger gut werden Hülsenfrüchte, Gurkensalat, frittierte Speisen, Weißkohl und kohlensäurehaltige Getränke vertragen. Beobachten Sie sich selbst genau – welche Lebensmittel lösen bei Ihnen Beschwerden aus oder verstärken sie? Führen Sie dazu möglichst ein Ernährungsprotokoll (Seite 40).

Ist Ihr Magengeschwür erst kürzlich entdeckt worden, dann bitte scharfe Speisen und Gewürze meiden. Also weder Chili, Pfeffer, Paprikapulver noch ähnliche Gewürze verwenden, die den Magen reizen. Oft bereiten auch Knoblauch, Meerrettich oder scharfer Senf Probleme.

Verzichten Sie ebenso auf zu hohen Kaffeekonsum. Mehr als zwei Tassen Kaffee pro Tag sollten es nicht sein, egal ob er koffeinfrei ist oder nicht. Achten Sie auf Ihre persönliche Verträglichkeit. Manchmal ist vielleicht auch eine Tasse genug. Viele Menschen, die Magenprobleme haben, vertragen plötzlich von sich aus keinen oder nur noch wenig Kaffee. Hören Sie auf Ihren Körper bzw. auf Ihren Magen, Espresso wird meist besser vertragen als Filterkaffee. Denn je länger das Kaffeepulver Kontakt mit dem Wasser hat, desto mehr Bitterstoffe werden in den Kaffee abgegeben, und diese verursachen Probleme.

Positiv hingegen wirken sich mehrfach ungesättigte Fettsäuren aus. Wir finden diese in verschiedenen pflanzlichen Ölen wie Rapsöl und Leinöl. Aus diesen Fettsäuren bildet unser Körper Stoffe (Prostaglandine), die die Durchblutung der Magenschleimhaut und dadurch ihre Widerstandskraft fördern. Außerdem wirken diese Öle entzündungshemmend.

Ballaststoffe sind entgegen früheren Meinungen erwünscht. Das Geschwür wird dadurch zwar nicht gehcilt, Rückfälle gibt es aber weniger. Ballaststoffe finden wir in großen Mengen in Obst und Gemüse sowie in Getreideprodukten.

Ganz wichtig ist es, auf Rauchen zu verzichten und Stress abzubauen.

Wenn Sie H_2-Rezeptor-Antagonisten verschrieben bekommen haben, sollten Sie auf eine Spätmahlzeit verzichten. Verschiedene Untersuchungen haben gezeigt, dass dann die Säureproduktion in der Nacht geringer ist.

Halten Sie keine spezielle Magendiät ein. Es ist mittlerweile bewiesen, dass diese keinen positiven Effekt auf den Heilungsprozess hat.

Eher ungünstig
Diese Lebensmittel verursachen bei Magenproblemen oft zusätzlich Probleme:
- Bohnenkaffee
- Alkohol
- süße Lebensmittel oder Getränke
- scharfe Gewürze
- geräucherte Speisen
- zu heiße oder zu kalte Speisen
- Zitrusfrüchte und Säfte daraus (Grapefruit, Orange)
- kohlensäurehaltige Getränke
- Weine, Sekte
- Hülsenfrüchte
- Kohl
- Zwiebeln
- hart gekochte Eier
- frisches Brot
- frittierte Speisen
- fettes Fleisch und Wurstwaren
- fette Kuchen und Torten
- Mayonnaise
- Butter

Akute Enteritis

Unter einer akuten Enteritis versteht man die Entzündung der Dünndarmschleimhaut. Ist die Magenschleimhaut betroffen, heißt die Erkrankung Gastroenteritis; ist die Schleimhaut des Dickdarms in Mitleidenschaft gezogen, Enterokolitis. Ursachen sind die gleichen. Hervorgerufen wird eine Enteritis meist durch bakterielle und virale Infektionen, wobei die Erreger hauptsächlich über verunreinigte Lebensmittel in den Magen-Darm-Trakt gelangen. Aber auch Nahrungsmittelallergien können eine Ursache sein.

Eine Enteritis äußert sich durch Durchfall, krampfartige Bauchschmerzen, Blähungen und Gliederschmerzen; ist der Magen betroffen, können auch Übelkeit und Erbrechen auftreten.

Der Durchfall verschwindet meist nach wenigen Tagen von selbst. Um den Darm zu schonen und den Flüssigkeitsverlust auszugleichen, sollten Sie nur bestimmte Nahrungsmittel, wie geriebene Äpfel, leichtes Weißbrot oder Karottensuppe essen, aber viel trinken. Hierfür eignet sich am besten Tee. Dauern die Durchfälle länger an, eignen sich auch Elektrolytgetränke aus der Apotheke oder isotone Sportlergetränke. Nur in Ausnahmefällen müssen Wasser- und Mineralstoffverluste intravenös ausgeglichen werden. Abraten möchte ich Ihnen von Colagetränken und Salzstangen.

Ernährungstipps für die akute Phase

Teefasten über 1–2 Tage ist ideal. Trinken Sie ausschließlich ungezuckerten schwarzen Tee, den Sie etwa 20 Minuten ziehen lassen; dadurch gehen viele Gerbsäuren in den Tee über. Geeignet ist aber auch grüner Tee oder Kamillentee. Trinken Sie 2–3 Liter pro Tag!

Essen Sie über den Tag verteilt 5–6 Portionen mit der Schale geriebene Äpfel (pro Portion etwa 300 g, insgesamt 1,5 kg). Das Pektin in den Äpfeln wirkt bindend bei Durchfall.

Aber auch Karotten enthalten Pektin. Wer keine Äpfel mag, kann auch Karottensuppe essen. Dazu ½ kg Karotten waschen, schälen und in Würfel schneiden. In ausreichend Wasser kochen und pürieren. Auf 1 Liter Wasser aufgießen und mit 1 TL Kochsalz abschmecken. Über den Tag verteilt essen.

Pankreatitis – entzündete Bauchspeicheldrüse

Stellt Ihr Arzt die Diagnose Pankreatitis, meint er damit eine Entzündung der Bauchspeicheldrüse (Pankreas = Bauchspeicheldrüse). Die Bauchspeicheldrüse ist die für die Verdauung wichtigste Drüse, da sie zahlreiche Verdauungsenzyme produziert und in den Dünndarm abgibt. Die Verdauungsenzyme spalten Eiweiße, Fette und Kohlenhydrate auf.

Die Bauchspeicheldrüsenentzündung kann plötzlich auftreten (akute Form) oder schleichend (chronisch).

Akute Pankreatitis

Die Therapie einer akuten Bauchspeicheldrüsenentzündung hat sich in den letzten Jahren sehr gewandelt. War es früher üblich, völlig auf Nahrung und Flüssigkeit zu verzichten, um die Bauchspeicheldrüse ruhigzustellen, wird heute ein etwas anderer Weg gegangen. Heute wird darauf geachtet, dass so früh wie möglich mit einer Ernährungstherapie begonnen wird.

Bereits 24–48 Stunden nach der Einlieferung ins Krankenhaus wird nun empfohlen, dass mit dem Kostaufbau begonnen wird. Im besten Fall heilt eine milde akute Bauchspeicheldrüsenentzündung nach etwa 5–7 Tagen ab und die Verdauungsvorgänge normalisieren sich wieder.

Ist die akute Phase überwunden, wird die Nahrung nach einem Stufenplan (Seite 29) langsam wieder eingeführt. Empfehlenswert ist es, wenn Sie sich dafür immer eine Ernährungsfachkraft hinzuziehen.

Sind die Symptome abgeklungen, können Sie auf eine leichte Vollkost (Seite 33) wechseln. Verzichten sollten Sie aber auf Alkohol.

Chronische Pankreatitis

Leiden Sie an einer chronischen Pankreatitis, kommt es zu einer Zerstörung des Drüsenapparates der Bauchspeicheldrüse. Die Bauchspeicheldrüse produziert nicht nur zahlreiche Enzyme, die für die Verdauung von Fetten, Eiweißen und Kohlenhydraten benötigt werden, sondern auch die zwei Hormone Glucagon und Insulin. Diese Hormone regulieren den Blutzuckerspiegel.

Eine der häufigsten Ursachen für die chronische Pankreatitis ist jahrelanger Alkoholmissbrauch. Untersuchungen ergaben, dass regelmäßig mindestens 50 g Alkohol aufgenommen werden müssen, und das über einen Zeitraum von 5–10 Jahren, damit es zu einer Organschädigung kommt. Das entspricht einer durchschnittlichen Menge von etwa 2 Liter Bier pro Tag oder etwa eineinhalb Liter Wein. Es kann aber auch eine Veranlagung vorliegen.

Da die Pankreatitis eine besonders ernst zu nehmende Erkrankung darstellt, ist es wichtig, den Stufenplan bzw. auch die Ernährung unbedingt mit einer Ernährungsfachkraft zu besprechen!

Ernährungsempfehlungen

- Die Ernährung bei der chronischen Pankreatitis sollte energie- und eiweißreich mit entsprechendem Fettgehalt sein.
- Vermeiden Sie schwer verdauliche Speisen. Also keinen Schweine-

braten und kein paniertes Schnitzel, auch keine Cremetorten oder üppige Desserts.

- Meist werden mehrere kleine Mahlzeiten (4–6 pro Tag) besser vertragen als wenige große. Flüssigkeit eventuell nicht zu den Mahlzeiten, sondern getrennt aufnehmen!
- Schwer aufschließbare Lebensmittel wie Hülsenfrüchte, gebratene und frittierte Speisen bitte meiden.
- Wahrscheinlich werden Sie Bauchspeicheldrüsenenzyme verschrieben bekommen. Dadurch werden alle Stoffe der Nahrung, insbesondere das Fett ausreichend aufgeschlossen und vom Körper aufgenommen. Auch MCT-Fette eignen sich, um die Energiezufuhr zu verbessern. Aber nur dann, wenn nicht gleichzeitig Enzyme eingenommen werden.
- Auf Alkohol sollten Sie unbedingt verzichten! Auch das Rauchen sollten Sie sein lassen.
- Eventuelle Mängel an den fettlöslichen Vitaminen A, D, E und K ausgleichen!

Morbus Crohn

Morbus Crohn ist eine chronisch entzündliche Darmerkrankung, die am häufigsten im Alter zwischen 15 und 35 Jahren auftritt. Meist sind davon der letzte Dünndarmabschnitt und der Dickdarm betroffen. Morbus Crohn kann aber auch den gesamten Verdauungstrakt befallen, also von der Mundhöhle bis zum Af-

ter. Außerdem können sich auch gesunde mit kranken Abschnitten abwechseln. Die Krankheit tritt schubweise auf, das heißt, es wechseln sich akute Schubphasen mit Phasen vorübergehender Beruhigung ab (Ruhe- oder Remissionsphase).

Im Gegensatz zur Colitis ulcerosa ist beim Morbus Crohn die gesamte Darmwand verändert. Neben den oberflächlichen Schleimhautzellen sind auch die darunterliegenden Schichten betroffen. Das führt dazu, dass sich Fisteln (Gänge zu Nachbarorganen) oder Abszesse bilden können.

Symptome

Gerade zu Beginn der Erkrankung beschränken sich die Krankheitszeichen nicht nur auf den Bauch- und Darmbereich. Oft ist auch ein allgemeines Krankheitsgefühl zu beobachten. So können beispielsweise Müdigkeit, Leistungsabfall, Fieber bzw. Fieberschübe, Appetit- und Gewichtsverlust, Hautveränderungen oder Gelenksentzündungen auftreten. Erst später entwickeln sich spezifische Symptome, die den Bauch- und Darmbereich betreffen. Je nachdem welcher Bereich betroffen ist, treten auch die entsprechenden Symptome auf. Ist die Entzündung eher im Enddarm lokalisiert, finden sich eventuell Blut und Schleim im Stuhl, ansonsten ist der Stuhlgang ganz normal. Sind große Teile des Dickdarms betroffen, tritt verstärkt Durchfall auf, da nicht mehr ausreichend

Wasser entzogen wird. Haben Sie die Entzündung eher im Dünndarmbereich, dann leiden Sie wahrscheinlich vermehrt unter Bauchschmerzen.

Die fünf häufigsten Symptome von Morbus Crohn:
- anhaltend wässriger, dünnflüssiger Durchfall und Gewichtsabnahme
- Blähungen und Bauchkrämpfe
- Übelkeit und Erbrechen
- Fieber und allgemeines Krankheitsgefühl
- Müdigkeit, Erschöpfung und Schlafstörungen

Mögliche Ursachen

Was der Grund für die Entstehung des Morbus Crohn ist, ist noch nicht hinreichend bekannt. Es ist nicht einmal gesichert, inwieweit die bisherige Ernährungsweise eine Rolle für einen Krankheitsausbruch spielt. Angenommen wird aber schon, dass ein hoher Zuckerverzehr und eine zu geringe Ballaststoffaufnahme eine Rolle spielen. Außerdem wird vermutet, dass ein hoher Konsum von Margarine durch die darin enthaltenen gehärteten Fette die Entstehung fördert. Vermutet werden außerdem eine erbliche Veranlagung, ein schwaches Immunsystem sowie diverse Umweltfaktoren wie besonders das Rauchen, aber auch Schadstoffe und Infektionen. Bei Morbus-Crohn-Patienten reagiert das Immunsystem stärker als bei gesunden Menschen und verursacht so eine Ent-

zündung. Fakt ist, dass Morbus Crohn besonders in den westlichen Industrieländern zunimmt.

Behandlung

Das hört sich zwar jetzt alles nicht sehr angenehm an, die gute Nachricht ist aber, dass die Behandlungsmöglichkeiten für Morbus Crohn gerade in den letzten Jahren stark verbessert wurden. Mittlerweile kennt man sehr gut den Mechanismus der Entzündung und kann so gezielte (medikamentöse) Maßnahmen ergreifen. Dadurch lassen sich die symptomfreien Zeiten verlängern und die Beschwerden lindern.

Im akuten Schub ist immer eine künstliche Ernährung angezeigt. Diese kann als parenterale Ernährung (intravenös) oder als enterale Ernährung über eine Trinkdiät oder eine Magensonde erfolgen.

Ernährungsempfehlungen

Gerade beim Morbus Crohn tritt sehr häufig eine Mangelernährung auf, weil zu wenig Energie und Eiweiß aufgenommen werden, was zu Gewichtsverlust führt. Gründe sind mangelnder Appetit und einseitige Ernährung aus Angst vor Unverträglichkeiten. Aber auch überzogene Diätempfehlungen können der Grund für übermäßigen Gewichtsverlust sein.

Außerdem wird häufig eine Unterversorgung mit Vitaminen und Mineralstoffen beobachtet. Da eben meist zu wenig gegessen wird, werden zu wenig Vitamine und Mineralstoffe zugeführt. Ist der Dünndarm befallen, werden aber auch zu wenig Vitamine und Mineralstoffe ins Blut aufgenommen. Besonders häufig tritt ein Mangel an Vitamin B$_{12}$, Folsäure, Vitamin A, Vitamin D, Eisen und Zink auf.

- Milch wird sehr oft nicht vertragen! Bei 30 % aller Morbus-Crohn-Patienten tritt im Krankheitsverlauf eine Laktose-Intoleranz auf (Milchzucker-Unverträglichkeit, Seite 38).
- Sollte eine Störung der Fettverdauung vorliegen, was sich in Fettstühlen äußert, können hier Spezialfette (MCT-Fette) zum Einsatz kommen.
- Während der Erholungsphase ist eine abwechslungsreiche Ernährung nach den Regeln der DGE zu empfehlen. Eine spezielle Morbus-Crohn-Diät ist nicht mehr aktuell.
- Meiden Sie Lebensmittel, die Sie individuell nicht vertragen.
- Ungünstig sind auch Speisen, die mit stark erhitzten Fetten zubereitet werden (z. B. stark angebratenes Fleisch).
- Meiden Sie generell fettreiche tierische Lebensmittel wie fettes Fleisch oder fette Wurstwaren.
- Omega-3-Fettsäuren haben nachweislich eine entzündungshemmende Wirkung. Sie finden diese besonders in Leinöl, Rapsöl, Leinsamen, Walnüssen und verschiedenen Fischsorten wie Lachs oder Makrele.
- Achten Sie auf eine ausreichende Versorgung mit Vitamin D. Dieses wird hauptsächlich in der Haut über das Sonnenlicht gebildet. Gehen Sie daher so oft wie möglich nach draußen. Ansonsten finden sich höhere Mengen an Vitamin D in Pfifferlingen, Hering, Lachs, Makrelen, Eiern oder Avocados.
- Verzichten Sie auf stark gewürzte und gesalzene Speisen.
- Greifen Sie oft zu Cashewnüssen, Walnüssen, Sonnenblumenkernen und Sojaprodukten. Diese enthalten viel Tryptophan und das scheint sich günstig auf die Stärke der Entzündung auszuwirken.
- Während der akuten Schubphase folgen Sie dem Aufbauplan (Seite 28). Sollten Sie sich unsicher sein, wenden Sie sich an eine qualifizierte Ernährungsfachkraft.

Colitis ulcerosa

Colitis ulcerosa ist ebenfalls eine chronisch entzündliche Erkrankung, die aber – im Gegensatz zum Morbus Crohn – auf den Dickdarm beschränkt ist. Ein weiterer bedeutender Unterschied zum Morbus Crohn besteht darin, dass nur die oberflächlichen Zellen der Schleimhaut betroffen sind, die dann aber gleichmäßig mit Geschwüren befallen sind. Diese Geschwüre werden auch Ulzerationen genannt, durch die die Krankheit ihren Namen hat.

Colitis ulcerosa kann wie Morbus Crohn in Schüben auftreten. Durch laufend wiederkehrende Geschwüre geht das faltige Schleimhautrelief des Dickdarms mit der Zeit verloren. Meist beginnt die Erkrankung im Enddarm, sie kann sich dann aber, mit zunehmender Anzahl an Schüben, auf den gesamten Dickdarm ausbreiten und hier Schmerzen verursachen.

Die Erkrankung kann sich durch folgende Symptome zeigen:
- Durchfall und Blut im Stuhl
- Bauchschmerzen und Bauchkrämpfe, Blähungen
- häufiger Stuhldrang sowie Schmerzen beim Harn- und Stuhldrang
- allgemeine Krankheitssymptome wie Müdigkeit, Fieber, Gewichtsabnahme

Mögliche Ursachen

Ganz so sicher ist sich die Wissenschaft noch nicht über die Ursachen der Erkrankung. Gerade was die Ernährung betrifft, fanden sich bislang noch keine eindeutigen Hinweise auf auslösende oder begünstigende Faktoren. Diskutiert wird, ob eine zu geringe Aufnahme von Ballaststoffen an der Entstehung der Krankheit beteiligt sein kann. Spekulativ werden auch Milcheiweiße erwähnt. Soweit man weiß, senkt Stillen jedoch das Risiko, später an Colitis ulcerosa zu erkranken. Auch psychosomatische Einflüsse wie zu viel Stress im Alltag und eine angeborene Veranlagung kommen als Ursachen infrage. Ebenso kann ein schwaches Immunsystem die Entwicklung von Colitis ulcerosa fördern.

Tatsache ist, dass Colitis ulcerosa in den westlichen Industrieländern seit einigen Jahren zunimmt. Besonders jüngere Erwachsene zwischen dem 15. und dem 40. Lebensjahr sind davon betroffen. In Entwicklungsländern kommt Colitis ulcerosa dagegen relativ selten vor.

Behandlung

Die Therapie erfolgt sowohl durch Ernährungstherapie als auch durch medikamentöse Therapie. Behandlungsziele sind, den Ernährungszustand ganz allgemein zu verbessern, den Verlauf der Krankheit zu beeinflussen, möglichst lange beschwerdefreie Intervalle zu erreichen und die Rückfallrate möglichst gering zu halten.

Ernährungsempfehlungen

Im weiteren Krankheitsverlauf treten häufig Gewichtsverlust und Mangelernährung auf. Ursache dafür ist zum einen der mangelnde Appetit, zum anderen aber auch eine einseitige Ernährung aus Angst vor Unverträglichkeiten. Sehr häufig ist auch ein Mangel an Vitamin- und Mineralstoffen: Das betrifft Eisen und Folsäure, aber auch Vitamin B_{12}, Vitamin A, Vitamin D sowie Zink und Kalzium. Daher werden auch laufend der Vitamin- und Nährstoffstatus überprüft werden. Da eine Mangelernährung generell den Krankheitsverlauf verschlechtert, sollten Sie auf alle Fälle darauf achten, dass Ihr Gewicht im Normalbereich ist.

Sowohl Unter- als auch Übergewicht sollten Sie vermeiden.

Etwa ein Drittel aller an Colitis ulcerosa Erkrankten entwickelt eine Milchzucker-Unverträglichkeit (Seite 38). Dabei wird auf einmal keine Milch mehr vertragen (und es muss in weiterer Folge auf Milch und Milchprodukte verzichtet werden). Eine spezielle Diät bei Colitis ulcerosa gibt es nicht. Durch die richtige Ernährung bzw. diätetische Maßnahmen lassen sich aber der Verlauf der Krankheit sowie der Allgemeinzustand günstig beeinflussen.

Wie bei Morbus Crohn handelt es sich auch bei der Colitis ulcerosa um eine entzündliche Darmerkrankung. Dabei reagiert das Immunsystem über, da die Toleranz des Immunsystems gegenüber dem eigenen Organismus verloren geht.

Die Darmflora spielt eine besondere Rolle für das Immunsystem. Pro- und Präbiotika scheinen sich hier sehr gut auf ein vielfältiges Mikrobiom auszuwirken. Sie finden diese Stoffe in ballaststoffreichen Lebensmitteln sowie milchsauer vergorenen Produkte wie Joghurt oder Kefir.

Nach einer Magenoperation

Sind Sie am Magen operiert worden, kann es sein, dass Sie unter Appetitlosigkeit leiden oder auch Beschwerden nach dem Essen bekommen. Dies kann dazu führen, dass Sie zu wenig essen und damit zu wenig Energie und Nährstoffe zu sich nehmen. Möglicherweise leiden Sie kurz nach dem Essen auch unter Unwohlsein, Völlegefühl und Schweißausbrüchen. Fehlen Teile vom Magen oder der gesamte Magen, gelangt die Nahrung zu schnell in den Darm. Dieses Phänomen wird auch als Dumping-Syndrom bezeichnet. Essen Sie daher nur kleine Portionen, dafür aber öfter.

Als Faustregel gilt: alle 1–2 Stunden eine Menge zu essen, die in eine Tasse passt; insgesamt zehn Portionen am Tag. Legen Sie sich außerdem nach dem Essen kurz hin, denn dadurch gelangen die Speisen etwas langsamer in den Darm.

Es kann aber auch sein, dass erst 1–2 Stunden nach einer Mahlzeit Beschwerden auftreten, die einer Unterzuckerung gleichkommen. Konzentrationsschwäche und Müdigkeit sind die Folge. Dieses »Spät-Dumping« tritt besonders dann auf, wenn eine Mahlzeit zu viel Zucker oder andere schnell verfügbare Kohlenhydrate enthält. Einfacher Zucker wird nämlich sehr schnell ins Blut aufgenommen und bewirkt dann eine Insulinausschüttung, die zu der Unterzuckerung führt.

Ernährungsempfehlungen

• Ein weiterer Grund für eine mangelnde Ernährung liegt darin, dass nach einer Magen-OP die aufgenommenen Nährstoffe nicht ausreichend verwer tet werden können. Sinnvoll ist es daher, MCT-Fette (Seite 36) anstatt herkömmlicher Margarine oder Öle zu verwenden, die leichter vom Körper aufgenommen werden können.

- Nach einer teilweisen oder kompletten Magenentfernung ist es dem Körper nicht mehr möglich, Vitamin B_{12} aufzunehmen, da dieser Prozess normalerweise im Magen stattfindet. Ihr Arzt wird Sie hierzu beraten.
- Außerdem tritt häufig ein Lactase-Mangel auf. Dieses Enzym benötigen wir, um den Milchzucker aus Milch und Milchprodukten spalten und verdauen zu können. In diesem Fall können Sie auf laktosefreie Milch und Milchprodukte zurückgreifen oder über Lactase-Präparate das fehlende Enzym einfach ersetzen.
- Vermeiden Sie schnell verfügbare Kohlenhydrate (Zucker, Süßigkeiten, Weißbrot) und greifen Sie stattdessen zu Vollkornbrot, Nudeln und Obst.
- Besonders zu Beginn ist es wichtig, viele kleine Mahlzeiten zu essen – bis zu 10 Mahlzeiten alle 1–2 Stunden, später 6–8 Mahlzeiten.
- Legen Sie sich nach dem Essen hin. Dadurch bleiben die Speisen etwas länger im Magen.
- Trinken Sie nicht direkt zu den Mahlzeiten.
- Kauen Sie jeden Bissen lange.
- Ergänzen Sie Ihren Speiseplan eventuell mit Nahrungsergänzungsmitteln, in erster Linie mit Kalzium, Vitamin D und Eisen.

- Da bei einer kompletten Magenentfernung keine Magensäure mehr vorhanden ist, die mögliche Bakterien aus dem Essen abtötet, ist eine entsprechende Hygiene bei der Zubereitung der Mahlzeiten besonders wichtig.
- Ob eine Zufuhr bestimmter Verdauungsenzyme nötig ist, wird Ihr Arzt mit Ihnen besprechen.

Kurzdarmsyndrom

Bei manchen Krankheiten wie beim Morbus Crohn ist es manchmal notwendig, einen Teil des Darms zu entfernen. Unser Darm ist insgesamt etwa 8 Meter lang. Wird davon nur ein kurzes Stück entfernt, ist dies normalerweise kein Problem für die Verdauung. Müssen aber längere Abschnitte entfernt werden und sind diese im hinteren Teil, dann bleibt die Nahrung nicht lange genug dort. Der Körper kann nicht alle Nährstoffe aufnehmen und es kommt leicht zu einer Mangelernährung.

Wurde der letzte Dünndarmabschnitt entfernt, kann Fett nicht mehr ordentlich verdaut werden, da die für die Fettverdauung wichtigen Gallensalze fehlen. Fett wird dann unverdaut in Form von Fettstühlen wieder ausgeschieden. Auch kommt es zu Durchfällen, da die Gallensäuren vermehrt im Dickdarm zu finden sind, da sie ja im Dünndarm nicht rückresorbiert werden.

Je nachdem, welcher Darmabschnitt entfernt wurde, sollten Sie relativ rasch wieder normal essen. So kann sich der restliche Darm daran gewöhnen, die vermehrte Arbeit zu übernehmen.

Ernährungsempfehlungen

Steigern Sie die Nahrungsmenge langsam. Ihr Darm ist nun nicht mehr so lang und die Nahrung hat nicht mehr so viel Platz und Zeit, um alle Schritte in gewohntem Tempo mitzumachen. Auch der Darm muss sich erst daran gewöhnen. Die gesunden Darmabschnitte übernehmen aber im Laufe der Zeit die Funktionen der entfernten Abschnitte.

- Sie können alles essen, was Ihnen keine Beschwerden macht. Beobachten Sie sich also selbst gut und führen Sie zumindest zu Beginn ein Ernährungsprotokoll (Seite 40).
- Trinken Sie nicht direkt zu den Mahlzeiten, sondern erst etwa 1 Stunde nach den Mahlzeiten.
- Sie können bei Fettstühlen die Hälfte bis drei Viertel der täglichen Fettmenge durch MCT-Fette (Seite 36) ersetzen. Diese benötigen keine Gallensäuren zur Verdauung.
- Da die MCT-Fette aber auch keine fettlöslichen Vitamine aufnehmen, benötigen Sie diese zusätzlich. Eine zusätzliche Aufnahme der Vitamine A, D, E und K ist daher notwendig.
- Meiden sie oxalsäurereiche Lebensmittel wie Spinat, Rhabarber oder Mangold.

Reizmagen, Reizdarm

Ihr Arzt konnte organisch nichts feststellen und trotzdem leiden Sie immer wieder an Magenschmerzen oder Darmproblemen? Das Phänomen eines Reizmagens oder Reizdarms kommt häufiger vor, als Sie denken. Es handelt sich dabei um Funktionsstörungen, die lästig sind, aber ungefährlich.

Ausschlussdiagnose: Die Diagnose darf der Arzt aber erst stellen, wenn ansonsten alle anderen Erkrankungen im Magen-Darm-Bereich ausgeschlossen worden sind!

Symptome des Reizmagens: Oberbauchbeschwerden, die sich durch Nahrungsaufnahme bessern, Übelkeit, schnelles Völlegefühl, eventuell auch Erbrechen.

Symptome des Reizdarms: Bauchschmerzen mit veränderten Stuhlgewohnheiten, Blähungen, Durchfall oder Verstopfung, auch Schleimbeimengungen im Stuhl.

Spezielle Ursachen für die Entstehung eines Reizdarms oder eines Reizmagens gibt es nicht. Diskutiert werden verschiedene Umweltfaktoren, aber auch Stress, Infektionen, eine an Bakterien arme Darmflora sowie die Ernährung.

Ernährungsempfehlungen

- Beobachten Sie Ihre derzeitige Ernährung und verbessern Sie diese, wie es in diesem Buch beschrieben wird. Auch die Führung eines Ernährungstagebuches hilft Ihnen hierbei.
- Regelmäßige Bewegungseinheiten, Entspannungstechniken und Stresspräventionsmaßnahmen sollten ebenso Säulen Ihrer Therapie sein.
- Essen Sie in Ruhe, kauen Sie gut und vermeiden Sie große Mahlzeiten.
- Vollkorn wird in der feinkrumigen Variante besser vertragen als im ganzen Korn.
- Probiotika können einen günstigen Einfluss haben. Welcher Stamm gerade für Sie dafür passend ist, wird Ihnen Ihr Arzt oder Ihre Ernährungsberatung empfehlen.

3-Stufen-Konzept: schonender Kostaufbau

Der Begriff »Schonkost« ist aus der Fachliteratur verschwunden, trotzdem wird er auch von Ärzten immer noch verwendet. Nicht immer ist aber das Gleiche damit gemeint.

Auch ein harmloses Magen-Darm-Virus erfordert »Schonkost« im Sinne von schonender Kost, die Magen und Darm entlastet. Auch wissen Sie, dass es für keine der obigen Krankheiten eine spezielle Diät gibt – keine Magendiät und auch keine Colitis-Diät, die langfristig beibehalten werden sollte. Es geht vielmehr bei allen Krankheitsformen darum, nach einer an die Erkrankung angepassten Phase des Kostaufbaus (gastroenterologische Diät) zur leichten Vollkost zu kommen.

Sind Sie aufgrund einer Operation im Krankenhaus, findet der Kostaufbau hier unter ärztlicher und fachlicher Anleitung statt. Zuhause können Sie einen Kostaufbau jedoch auch mit einigen schmackhaften Rezepten relativ leicht bewerkstelligen. Vor allem wenn Sie unter akuten

Beschwerden leiden, ist es vorteilhaft, einen Kostaufbau durchzuführen.

Bitte beachten Sie, dass es keinen allgemeingültigen Diätplan gibt, da jeder Mensch individuell ist und auch zwei PatientInnen mit einer Gastritis nicht haargenau die gleichen Unverträglichkeiten aufweisen. Hier gilt es, sich selbst genau zu beobachten und gegebenenfalls eine Fachmeinung hinzuzuziehen.

Außerdem gilt für eine Gastritis nicht das Gleiche wie für ein Kurzdarmsyndrom. Je nach Krankheitsbild gibt es also zusätzlich einige Besonderheiten. Wenn Sie sich unsicher sind, lassen Sie sich auf alle Fälle zusätzlich von Ihrem Arzt oder einer fachlich qualifizierten Ernährungsfachkraft beraten.

So funktioniert der Kostaufbau

Die Grafik (Seite 30) zeigt Ihnen, wie der Kostaufbau funktioniert. Betrachten Sie das Ganze als einen Leitfaden, der Ihnen als Orientierung dienen soll, der aber sehr wohl Variationen (abhängig vom Krankheitsbild) aufweisen kann. Aber es gibt auch Unterschiede von Person zu Person (mit einer gleichen Erkrankung).

Stufe 1 – Teepause

Stufe 1 des Kostaufbaus wird manchmal auch als Teepause bezeichnet. Kennzeichen dieser Phase ist, dass nur Tee nach Belieben und verschiedene Schleimsuppen verzehrt werden. In dieser Zeit sollen Magen und Darm kurzzeitig geschont werden. Die Dauer dieser Phase beträgt etwa 1–3 Tage – ist also wirklich nur kurz. Zur andauernden Ernährung wäre diese Phase überhaupt nicht geeignet, da sie ganz wenig Energie und auch kaum Nährstoffe enthält. Für diese kurze Zeit hingegen wird Ihr Magen-Darm-Trakt diese Schonung als Wohltat erleben.

Beachten Sie aber bitte, dass das Abklingen von Beschwerden durch diese Schonung beispielsweise bei einer Gastritis nicht gleichzusetzen ist mit einer Ausheilung. Fahren Sie daher langsam und vorsichtig mit dem Kostaufbau fort.

Lebensmittel, die Ihnen jetzt guttun

- Tee nach Belieben – nicht zu heiß getrunken und nur schluckweise
- Zwieback
- Reiswaffeln, Hirsebällchen
- Knäckebrot, getoastetes Weißbrot
- Schleimsuppen, z. B. Haferflockensuppe

So könnte beispielsweise ein Tagesspeiseplan aussehen:
- Frühstück: Tee mit Zwieback oder Tee mit Hirseflockenbrei
- Vormittag: Apfelmus und Tee
- Mittagessen: Reisschleimsuppe oder Reiscongee
- Nachmittag: Tee mit Zwieback
- Abendessen: Grießsuppe
- spätabends: Zwieback

Bitte berücksichtigen Sie, dass es auch Krankheitsbilder gibt, bei denen noch öfter gegessen werden sollte, wie beim Kurzdarmsyndrom. Nochmals Apfelmus ist hier beispielsweise eine Möglichkeit.

Stufe 2

Nach dieser kurzen Verschnaufpause kann Ihr Körper wieder mit etwas mehr Energie und Nährstoffen versorgt werden. Trotzdem ist die Auswahl an Lebensmitteln noch sehr überschaubar und schonend. Da besonders Ballaststoffe und Fette die Verdauung fordern, finden Sie in dieser Stufe noch sehr wenig davon.

DIE DREI STUFEN DES KOSTAUFBAUS*

*Sollte Ihnen in der Literatur noch die Stufe 0 unterkommen – damit ist die Stufe der parenteralen (= künstlichen) Ernährung gemeint, die im Krankenhaus erfolgt. Besonders im akuten Schub von Morbus Crohn oder Colitis ulcerosa wird hier künstlich ernährt.

STUFE 1

DAS DÜRFEN SIE ESSEN:

komplette Entlastung – nur viel Flüssigkeit in Form von Tees, Wasser, etwas leicht verdauliche Kohlenhydrate; kein Fett; äußerst energiearm

alle Sorten Tee (ungesüßt), Schleime (Reis, Haferflocken), entfettete Brühe, Zwieback, getoastetes Weißbrot

STUFE 2

DAS DÜRFEN SIE ESSEN:

weiterhin sehr leicht verdauliche Kohlenhydrate, wie sie in Weißbrot, Reis etc. enthalten sind, zusätzlich etwas Eiweiß, sehr fettarm, noch immer sehr energiearm

zur Dauerernährung ungeeignet, da zu wenig Energie, Nährstoffe, Vitamine und Mineralstoffe aufgenommen werden

alle Sorten Tee, Schleim, Zwieback, Weißbrot, Gelee, Honig, Magerquark, passiertes Kompott, Gemüsesaft, Breie aus fettarmer Milch, Reis, Teigwaren, zarte Gemüsesorten, Kartoffelpüree, gekochtes mageres Fleisch, Fisch

STUFE 3
DAS DÜRFEN SIE ESSEN:

der Fettanteil wird allmählich erhöht, es ist auch wieder etwas mehr Eiweiß erlaubt, dafür wird der Kohlenhydratanteil etwas geringer, Ballaststoffe je nach Krankheitsbild mehr oder weniger

Erweiterung der Stufe 2 mit fettarmen Milchprodukten, leichten Aufläufen, Pudding, fettarmem Aufschnitt, magerem Fisch, fettarmem Gebäck (Hefegebäck, Biskuit), gut verträglichen Gemüsesorten; Suppen können mit Sahne oder Eigelb energiereicher gemacht werden; kein rohes Gemüse, keine Salate

LEICHTE VOLLKOST

Übergang zu einer normalen Kost unter Berücksichtigung von individuellen Unverträglichkeiten

Der Übergang von der reinen Teepause zu einer leichten Aufbaukost dauert in der Regel 7–10 Tage. Kann aber auch – je nach Krankheitsbild – kürzer sein. Bei manchen Erkrankungen ist es eher gewünscht, relativ rasch zu einer leichten Vollkost zu kommen, dann ist diese Phase kürzer. Ist die Auswahl der Lebensmittel zu Beginn der Phase noch etwas leichter und die Menge noch etwas weniger, kann es gegen Ende schon etwas mehr sein.

Lassen Sie sich wirklich Zeit und überstürzen Sie nichts, doch beachten Sie auch hier: Diese Stufe ist ebenfalls als Dauerkost keinesfalls geeignet, da auch sie noch zu wenig Energie und Nährstoffe enthält. Dadurch würde sie langfristig zu einer Mangelernährung führen.

Lebensmittel, die Ihnen jetzt guttun

Zusätzlich zu den in Stufe 1 genannten Lebensmitteln kommt Folgendes hinzu:

- leicht verdauliche Gemüsesorten wie Möhren, Zucchini, Fenchel, Spinat, Brokkoli. Aber bitte nur gedünstet. Auf keinen Fall dürfen Sie zu diesem Zeitpunkt rohes Gemüse essen.
- pürierte oder passierte Gemüsesuppen
- mageres, gekochtes oder gedünstetes Fleisch wie Hühnerfleisch oder Putenfleisch
- gekochter Fisch wie Kabeljau, Scholle oder Seelachs
- Reis, Nudeln, Kartoffeln, z. B. in Form von Kartoffelpüree

- Marmelade, Fruchtgelees, Kompott aus Früchten, milde Obstsorten wie Banane oder Melone
- Brei mit magerer Milch, Magerquark
- kleine Mengen an Zucker, Honig (1 Teelöffel), Salz, Zimt (1 Messerspitze)

Speiseplan

So könnten Ihre Mahlzeiten für diese Phase aussehen:

- Frühstücksideen/Ideen für zwischendurch:
  - Weißbrot mit Honig oder Gelee
  - Zwieback mit zartem Schinken
  - Hirsebrei mit gedünstetem Apfelkompott
  - Magerquark mit Obstgläschen
- Warmes Mittagessen oder warme Abendmahlzeit:
  - Gemüseeintopf aus Kartoffeln, Karotten und Brokkoli
  - pürierte Kürbissuppe
  - Hühnerfleisch mit Reis und gedünsteten Karotten
  - Nudeln mit pürierter Gemüsesauce
  - verschiedene Gemüsesuppen

Stufe 3

Schön langsam wird Ihr Speiseplan wieder etwas vielfältiger und bunter. Achten Sie aber noch immer darauf, kein rohes Gemüse und keine Salate zu essen. Das wäre noch zu viel für Ihr Verdauungssystem. Nun können Sie auch noch weitere Gemüsesorten ausprobieren. Die Milchprodukte bleiben weiterhin mager und auch bei Fleisch und Fisch unbedingt magere Teile und Zubereitungsarten wählen.

Beachten Sie: Sollten Sie bei dem einen oder anderen Lebensmittel das Gefühl haben, es nicht zu vertragen, lassen Sie dieses dann lieber weg. Es gibt nun mal ganz individuelle Unterschiede in der Verträglichkeit von bestimmten Lebensmitteln, genauso wie es unterschiedliche Geschmacksvorlieben gibt. Das Ernährungstagebuch (Seite 40) bietet dazu eine ausgezeichnete Hilfestellung.

Die Dauer dieser Phase ist individuell sehr unterschiedlich; im Durchschnitt dauert diese Phase etwa 2–3 Wochen.

Nach dem Kostaufbau: leichte Vollkost

Nach dem Kostaufbau können Sie endlich wieder mehr oder weniger alles essen. Achten Sie aber auf Ihre persönlichen Unverträglichkeiten bzw. auf Besonderheiten je nach Ihrem Krankheitsbild. Das Ernährungstagebuch (Seite 40) hilft Ihnen dabei, mögliche Unverträglichkeiten herauszufinden. Sollten Sie wegen Ihrer Erkrankung ein Nährstoffpräparat benötigen, wird Ihnen das Ihr Arzt verordnen (z.B. Vitamin B_{12} bei einer Magenentfernung).

Stellen Sie Ihr Essen am besten gemäß der Ernährungspyramide (Seite 136) zusammen. Obst und Gemüse stellen die Basis dar. Empfehlenswert sind 3 Gemüseportionen und 2 Obstportionen pro Tag. Wobei eine Portion 1–2 Handvoll ist. Bei Blattsalaten beispielsweise ist eine Portion die Menge, die in 2 Händen Platz hat, bei ganz kleinem Gemüse wie Erbsen ist eine Portion eine Handvoll. Fünf Portionen sind auch gar nicht so schwer zu erreichen:

- Das Obst ins Frühstücksmüsli oder ein Glas Obstsaft wäre schon mal die erste Portion.
- Zu Mittag schaffen Sie gleich zwei Gemüseportionen mit einem Salat und reichlich gedünstetem Gemüse zum Fisch oder in Form einer Gemüsesauce.
- Am Nachmittag gibt's dann die zweite Obstportion entweder in Form eines Fruchtsalates oder einfach einen Apfel oder ein anderes Obststück.
- Und am Abend reichlich Gemüse wie Paprika, Tomaten oder Gurken. Vielleicht ist auch eine Gemüsesuppe eine Variante.

Zum Sattessen dienen Getreideprodukte wie Brot, Müsli, Nudeln, Reis, Hirse, Haferflocken, wobei rund die Hälfte der Getreideprodukte aus Vollkorn bestehen sollte. Als Eiweißlieferanten dienen 3 Portionen an Milchprodukten und 1 Portion Fleisch, Fisch oder Ei. Fleisch sollte jedoch nicht öfter als 2–3-mal pro Woche auf dem Speiseplan stehen. Hochwertige Fette und Öle sollten auch täglich verzehrt werden, aber nur in kleinen Mengen (insgesamt etwa 2–3 Esslöffel).

LEBENSMITTEL,
DIE ERFAHRUNGSGEMÄSS GUT VERTRAGEN WERDEN

FLÜSSIGKEIT	Wasser, stille Mineralwässer, milde Tees, leichter Filterkaffee, verdünnte Obst- und Gemüsesäfte
OBST	roh: Banane, Himbeeren, Melone, geriebener Apfel, Erdbeeren; Mus von Äpfeln, Birnen, Kirschen, Pfirsichen
GEMÜSE	Karotten, Spinat, Kürbis, Zucchini, Fenchel, Rote Rüben, Sellerie, Erbsen, Gemüsespeisen der Baby- und Kleinkinderkost Kartoffeln nur in Form von Kartoffelpüree, Petersilienkartoffeln, Salzkartoffeln, Kartoffelauflauf
GETREIDEPRODUKTE, BROT	Zwieback, alle nicht mehr ganz frischen Brotsorten, fein vermahlenes Vollkornbrot ohne Körner, Vollkorntoast, Reis, Hirse, Buchweizen, Nudeln, Nockerln, lockere Knödel, feine Hafer-, Hirse- und Reisbreie
MILCH UND MILCHPRODUKTE	Quark, Gervais, Frischkäse, Cottage Cheese, milder Hartkäse wie Gouda oder Edamer, Pudding
BEILAGEN	Reis, Nudeln, Salzkartoffeln, Kartoffelpüree, lockere Knödel, Grießbreie
FLEISCH, FISCH, WURSTWAREN	gekochte, gedünstete oder in Aluminiumfolie zubereitete Fleischspeisen, Gehacktes von Huhn, Pute, Kalbfleisch, milde, fettarme Rinder- oder Hühnersuppe, gedünstetes Fischfilet, milde Schinken, fettarme Wurstsorten wie Krakauer, Bierschinken, Lachsschinken
EIERGERICHTE	weiches Ei, Rührei, Omelett, Ei in Aufläufen oder Puddings; als Legierung in Suppe oder Mehlspeise
FETTE, ÖLE	mäßige Mengen (1 Esslöffel) an hochwertigen Pflanzenölen wie Rapsöl, Maiskeimöl, Butter in kleinen Mengen (1 Teelöffel), evtl. spezielle MCT-Fette
SÜSSES, SNACKS	Biskuit, Aufläufe, lockere Mehlspeisen (ohne Nüsse und Schokolade), einfache Kekse, Fruchtgummi
SÜSSUNGSMITTEL	kleine Mengen (1 Teelöffel) an Honig, Ahornsirup, Birnendicksaft und andere natürliche Süßungsmittel, kleine Mengen Zucker (1 Teelöffel), Süßstoffe
KRÄUTER	Salz, Kräutersalz, Kümmel, Anis, Zimt, Nelken, alle Küchenkräuter Grundsätzlich sollten Speisen mäßig gewürzt und nicht zu sauer oder zu süß sein.

LEBENSMITTEL,
DIE ERFAHRUNGSGEMÄSS SCHLECHT VERTRAGEN WERDEN

starker Bohnenkaffee, starker Schwarztee,
kohlensäurehaltige Getränke

unreifes Obst, Weintrauben, Rhabarber,
Zwetschgen, Zitrusfrüchte

Gurken, Lauch, Zwiebeln, Kohlgewächse
(z. B. Blumenkohl, Kohlsprossen, Wirsing),
Hülsenfrüchte, Knoblauch, Paprika, Sauerkraut,
Rettich, Aubergine

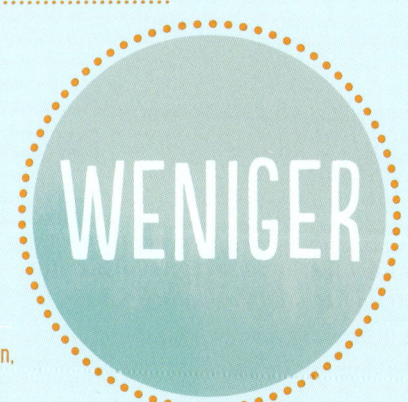

sehr grobes und sehr frisches Brot mit sichtbaren Körnern,
fertige und gezuckerte Müslimischungen

fette Milchprodukte wie Sahne, saure Sahne, Crème fraîche, würzige, lang gereifte Käsesorten
wie Bergkäse, Emmentaler, Cheddar, würzige Schimmelpilzkäsesorten wie Roquefort, Camembert, Gorgonzola

Pommes frites, Kroketten, Bratkartoffeln

Speck, fettes Fleisch, Salami, Schweinefleisch, da grundsätzlich höherer Fettgehalt, Blutwurst
panierte Fische, Anchovisfilet, Ölsardinen
fette Fischsorten wie Lachs, Hering, Makrele, Thunfisch nur bei Fettunverträglichkeit nicht geeignet,
ansonsten wegen des hohen Gehalts an Omega-3-Fettsäuren sehr günstig

hart gekochte Eier, fette Eiaufstriche oder Eiersalate

große Mengen an Öl, herkömmliche Margarine, zu viel Butter, Schmalz, stark erhitztes Fett, Mayonnaise

Kartoffelchips, große Mengen an Schokolade, fette Mehlspeisen wie Cremetorten,
Gebäck aus Blätterteig oder in Schmalz Ausgebackenes

Zuckeraustauschstoffe, zuckerfreie Kaugummis (enthalten Zuckeraustauschstoffe); große Mengen an
Zucker und Süßungsmitteln

Pfeffer, Chili, Knoblauch, scharfer Paprika, Meerrettich, scharfer Curry, Pfefferoni, Zwiebeln,
scharfer Senf, essigsaure Dressings und Marinaden, grundsätzlich alles Scharfe und zu Saure

Im Kapitel Und so geht's weiter – die leichte Vollkost (Seite 136) finden Sie eine ausführlichere Beschreibung der Ernährungspyramide sowie Ernährungstipps für die leichte Vollkost.

Wann sind MCT-Fette hilfreich?

Die Verwendung von MCT-Fetten kann immer dann erforderlich sein, wenn die Verdauung von normalem Fett nicht mehr oder nicht ausreichend funktioniert. Dann wird verzehrtes Fett im Darm nicht aufgenommen und mit dem Stuhl wieder ausgeschieden, was an sogenannten Fettstühlen (= Steatorrhö) erkennbar ist. Zur Fettverdauung wird Gallensäure benötigt; fehlt diese oder wird nicht ausreichend produziert, wandert das verzehrte Fett unverdaut durch den Darm.

Was sind MCT-Fette?

Alle Fette sind chemisch ausgedrückt Triglyzeride, bestehen also jeweils aus 1 Glyzerinmolekül und 3 Fettsäureketten. Gewöhnlicherweise sind die Fettsäureketten relativ lang und enthalten 12–22 Kohlenstoffatome. Solche langkettigen Fette sind schwer wasserlöslich und werden daher bei der Verdauung im Dünndarm mithilfe von Gallensäure in Fetttröpfchen zerteilt (emulgiert) und durch die Pankreaslipase (Enzym der Bauchspeicheldrüse) aufgespalten. Erst

dann können Sie resorbiert, also aus dem Darm aufgenommen werden.

MCT-Fette bestehen aus mittelkettigen Fettsäuren (6–12 Kohlenstoffatome). Die Abkürzung leitet sich von »medium chain triglycerides« her. Sie sind leichter im wässrigen Darminhalt löslich, sodass keine Gallensäure zur Verdauung erforderlich ist. Aufgrund der kurzen Fettsäureketten wird auch keine Pankreaslipase zur Aufspaltung benötigt und die MCT-Fette werden im Darm schnell und direkt aufgenommen.

Super, werden Sie sich jetzt vielleicht denken, dann esse ich nur noch MCT-Fette. Der Haken an der Sache ist aber, dass Sie diese nicht unbegrenzt aufnehmen können. Außerdem handelt es sich um gesättigte Fettsäuren. Besonders wichtig und gesund für unseren Körper sind aber vor allem ungesättigte Fettsäuren.

Wie werden sie verwendet?

MCT-Fette kommen in der Natur nicht in reiner Form vor. Sie sind vor allem in Kokosfett (ca. 60 %) und in Palmkernöl sowie in geringen Mengen auch im Butterfett enthalten. MCT-Öl für diätetische Zwecke wird aus Kokos- und/oder Palmkernfett gewonnen. MCT-Fette sind in vielen Reformhäusern und einigen Supermärkten als Öl oder als Margarine erhältlich (siehe Tabelle). Sie können diese sowohl als Brotaufstrich als auch zum Kochen verwenden. Sie bekommen Sie zum Beispiel

Eigenschaften von MCT-Fetten am Beispiel von ceres-Produkten

MCT-Öl (100 % MCT-Gehalt)	MCT-Öl (77 % MCT-Gehalt)	MCT-Margarine (83 % MCT-Gehalt)
sehr hohe Verträglichkeit	leicht verdaulich	leicht verdaulich
zur Energieanreicherung von Speisen und für Salate geeignet	liefert zusätzlich essenzielle Fettsäuren (Omega-3-Fettsäuren) und Vitamine	liefert zusätzlich essenzielle Fettsäuren (Omega-3-Fettsäuren) und Vitamine
nicht zum Erhitzen geeignet	auch zum Kochen geeignet	zum Kochen und Backen geeignet

unter dem Namen ceres mct Diät-Margarine und ceres mct Diät-Speiseöl. MCT-Fette haben einen etwas geringeren Energiegehalt (ca. 8 kcal/g) als normales Fett (9 kcal/g).

Langsame Umstellung

Der Ersatz von langkettigen durch mittelkettige Fette muss langsam erfolgen. Wenn Sie die Umstellung zu rasch durchführen und zu schnell große Mengen an MCT-Fett zu sich nehmen, können Nebenwirkungen wie Bauchschmerzen, Erbrechen, Übelkeit und auch Kopfschmerzen auftreten.

Starten Sie mit etwa 10 g MCT pro Tag und steigern Sie die Dosis langsam. Je nach persönlicher Verträglichkeit wird die Zufuhrmenge dann um jeweils 10 g auf etwa 50–60 g/Tag gesteigert. Das übrige Fett sollte weiterhin aus herkömmlichem Fett und Öl bestehen. Streichen Sie sich also zukünftig anstatt Butter oder einer herkömmlichen Margarine MCT-Fett

auf Ihr Brot und verwenden Sie auch zum Kochen MCT-Öl. Mengen bis zu 120 g MCT werden im Bedarfsfall gut toleriert, wenn die Verteilung gleichmäßig über den Tag hin erfolgt.

Reduzieren Sie aber auch gleichzeitig Lebensmittel mit viel verstecktem Fett wie fettreichen Käse, Fleisch und Wurstwaren, Schlagsahne, fette Süßspeisen, Torten und Kuchen.

MCT haben nur wenig sogenannte essenzielle Fettsäuren wie die Linolsäure. Wenn Sie über einen längeren Zeitraum MCT benötigen, sollten Sie den Bedarf an essenziellen Fettsäuren aber auf alle Fälle über ein zusätzliches linolsäurereiches Fett decken.

Bezüglich der fettlöslichen Vitamine brauchen Sie sich keine Gedanken zu machen. Diese werden auch bei der Verwendung von MCT-Fetten ausreichend vom Körper aufgenommen.

Kokosöl und Palmkernöl: Kokosöl enthält ebenfalls MCT-Fette, aber auch reichlich gesättigte Fettsäuren, die nachweislich das Risiko für Herz-Kreislauf-Erkrankungen erhöhen. Es ist daher nicht in größeren Mengen zu empfehlen. Achten Sie immer auf nachhaltig produziertes Kokosöl.

Palmkernöl ist ernährungsphysiologisch gesehen besser gestellt als das Kokosöl, doch aufgrund der ökologischen Gesichtspunkte sehr in Kritik geraten und aus diesem Grund nicht empfehlenswert.

Praktische Tipps

MCT-Margarine ist nur zum leichten Anbraten geeignet. Vor allem für Lebensmittel, die selbst einen kleinen Teil herkömmlicher Fette enthalten, wie zum Beispiel Fleisch, eignen sich MCT-Öl 77 % und die MCT-Margarine. Verwenden Sie die Margarine als Streichfett und zum Backen, wobei die Temperatur maximal 180 °C betragen und die Backzeit unter 40 Minuten liegen soll.

Zum Braten eignet sich MCT-Öl 77 %. Es darf allerdings nicht so hoch erhitzt werden wie ein übliches Pflanzenöl, da es sonst zu einer Rauchentwicklung kommt. Am besten benutzen Sie eine beschichtete Pfanne, erhitzen diese fettfrei, braten das Fleisch fettfrei an und geben erst danach MCT-Öl dazu.

MCT-Öl 100 % darf gar nicht erhitzt werden. Sie können es für Salate oder andere kalte Speisen verwenden oder es einem gekochten oder gebratenen Gericht kurz vor dem Verzehr zugeben.

Langes Warmhalten oder auch ein Wiederaufwärmen von Speisen, die Sie mit MCT zubereitet haben, bitte vermeiden. Es kann zu einem bitteren Nachgeschmack kommen.

Wenn Milch Probleme macht

Ab und zu kann es im Zuge einer Magen-Darm-Erkrankung auch vorkommen, dass es nach dem Genuss von Milch, die bisher ohne Probleme vertragen wurde, zu Beschwerden in Form von Bauchkrämpfen und Durchfällen kommt. Sie leiden nun wahrscheinlich unter einer Milchzucker-Unverträglichkeit, die fachsprachlich »Laktose-Intoleranz« heißt.

Normalerweise wird der Milchzucker aus der Milch, die Laktose, von einem Enzym – der sogenannten Lactase – in seine Einzelteile Glukose (Traubenzucker) und Galaktose gespalten. Ist nun aber zu wenig Lactase vorhanden, kann der Milchzucker nicht oder nicht ausreichend in diese kleineren Zuckerbausteine zerlegt und damit nicht aufgenommen (resorbiert) werden. Der Milchzucker gelangt in tiefere Darmabschnitte, wo er eigentlich nichts zu suchen hat. Dort wird er bakteriell zerlegt, was Bauchschmerzen und in weiterer Folge Durchfälle nach sich zieht.

Eine Laktose-Intoleranz kann eigenständig auftreten, aber auch (vorübergehende) Folge einer Magen-Darm-Erkrankung sein. Diese Unverträglichkeit ist mittlerweile schon relativ häufig anzutreffen.

Das hilft Ihnen

Je nachdem wie ausgeprägt Ihre Milchzucker-Unverträglichkeit ist, müssen Sie laktosehaltige Produkte einschränken oder bei extremer Ausprägung (selten) ganz darauf verzichten. Da die Laktose-Intoleranz individuell sehr unterschiedlich ausgeprägt sein kann, sollte jeder selbst ausprobieren, wie viel Milchzucker er beschwerdefrei verträgt.

Laktosefreie Milch: Da Milch relativ viel Milchzucker enthält, ist es für jeden Betroffenen sinnvoll, die laktosefreie Variante zu verwenden, die es mittlerweile in jedem Supermarkt gibt. In dieser Milch wurde der Milchzucker bereits in Glukose und Galaktose aufgespalten, daher schmeckt sie etwas süßer als normale Milch. Ansonsten ist sie aber absolut identisch. Auf Milch oder Milchprodukte zu verzichten, wäre nicht sinnvoll, denn sie enthalten viel Kalzium – ein ganz wichtiger Mineralstoff für die Knochendichte. Kein anderes Lebensmittel liefert uns so viel Kalzium wie Milch. Und Sie können sich sicher sein, dass laktosefreie

Milch genauso viel Kalzium wie normale Milch enthält.

Milchprodukte: Butter und fette Käsesorten enthalten so gut wie keinen Milchzucker, sie werden daher von den meisten Menschen mit Laktose-Intoleranz problemlos vertragen. Auch Joghurt wird oft vertragen, obwohl er Milchzucker enthält. Dies könnte an den ebenfalls vorhandenen Joghurtbakterien liegen, die die Laktose aufspalten. Auch bei allen weiteren Milchprodukten hilft nur vorsichtiges Austesten. Als Faustregel kann man sich merken: Je fetter ein Milchprodukt ist, desto weniger Milchzucker enthält es. Dass spezielle laktosefreie – natürlich teurere – Butter angeboten wird, ist also Augenwischerei, denn auch normale Butter ist ohnehin laktosefrei.

Weitere Lebensmittel: Komplizierter wird es leider dadurch, dass diversen Lebensmitteln Milchzucker bzw. Milchpulver zugesetzt wird. Milchspeiseeis enthält zum Beispiel oft sehr viel Magermilchpulver (sehr laktosereich!). Und auch in Wurstwaren und sonstigen Fertigprodukten kann Milchzucker stecken. Ein Blick auf die Zutatenliste ist daher unerlässlich. Auch Ziegen-, Schafs- oder Pferdemilch enthält übrigens Laktose.

Milchersatz: Als Milchersatz können Sie Sojamilch und Produkte daraus verwenden. Dies sind hochwertige Proteinquellen, aber Achtung – Sojamilch enthält kaum Kalzium, daher müssen Sie anderweitige kalziumhaltige Lebensmittel zu sich nehmen. Kalziumreiche Lebensmittel sind grüne Gemüsesorten, manche Mineralwässer oder mit Kalzium angereicherte Fruchtsäfte. Lässt sich der Bedarf nicht durch Lebensmittel decken, dann müsste Kalzium in Form von Kalziumtabletten aufgenommen werden. Am besten geeignet ist ein reines Kalziumpräparat. Durch die laktosefreie Milch dürfte die Kalziumaufnahme aber kein Problem darstellen.

Lactase-Präparate: Das Enzym Lactase, das bei Menschen mit Milchzucker-Unverträglichkeit nicht oder nicht ausreichend vorhanden ist, gibt es übrigens auch als Präparat zum Einnehmen vor einer Mahlzeit. Lactase ist auch als Pulver erhältlich, das Sie einfach einer milchzuckerhaltigen Speise zusetzen können. Dann wird der Milchzucker schon aufgespalten, bevor Sie ihn essen.

Ernährungstipps

- Bei Milch, Milch-Mix-Getränken, Milchspeiseeis, Trinkschokolade etc. besser die laktosefreie Variante wählen.
- Milchprodukte wie Sauerrahm, Sahne, Molke, Kakao, Sauermilchprodukte (Joghurt, Buttermilch, Kefir), Quark, Hüttenkäse etc. vorsichtig austesten und bei Bedarf laktosefreie Produkte verwenden.
- Schnitt-, Hart-, Weich- und Sauermilchkäse sind durch die Produktion laktosefrei oder -arm und werden von

den meisten Laktose-Intoleranten gut vertragen. Das Gleiche gilt für Butter.
- Folgenden Lebensmitteln wird zum Teil Milch, Milchpulver, Molkenpulver oder reiner Milchzucker zugesetzt: Brot und Backwaren, Süßigkeiten, Schokolade in jeder Form, Fertiggerichten, Konserven oder Tiefkühlprodukten, Instantprodukten (Instantsuppen, -saucen, -cremes), Fleisch- und Wurstwaren, Müslimischungen und Süßstofftabletten.
- Achten Sie auf die Zutatenliste, die Sie auf jeder Packung finden. Je weiter vorn eine Zutat steht, desto größer deren Anteil.

Ein Ernährungsprotokoll führen

Sei es bei Morbus Crohn, Colitis ulcerosa oder auch nur bei einer Milchzucker-Unverträglichkeit – ganz egal, an welcher Magen-Darm-Erkrankung Sie leiden, Sie sollten Tagebuch führen. Tagebuch im Sinne eines Ernährungstagebuches, in dem Sie vor allem im Anfangsstadium aufschreiben, was Sie wann gegessen haben. Ganz wichtig ist es auch, dass Sie sich notieren, welche Auswirkungen diese Speisen auf Ihre Verdauung gehabt haben. Achten Sie auch darauf, welche Mengen Sie gegessen haben, denn manchmal werden kleine Mengen eines Lebensmittels vertragen, größere Mengen hingegen verursachen Beschwerden.

ERNÄHRUNGSPROTOKOLL FÜR JEDEN TAG

UHRZEIT	SPEISE/GETRÄNK	HABE ICH VERTRAGEN					BEOBACHTUNGEN UND SONSTIGE ANMERKUNGEN
		1	2	3	4	5	

Diese Selbstbeobachtung hilft Ihnen enorm, sich bzw. Ihren Körper besser kennenzulernen. So können Sie Verträglichkeiten und noch wichtiger Unverträglichkeiten herauszufinden. Besprechen Sie Ihre Erkenntnisse mit Ihrem Arzt oder einer Ernährungsfachkraft. Diese können Ihnen – wenn notwendig – dann auch weiterführende Ratschläge erteilen. Auch jede Ernährungsfachkraft wird Ihnen zuerst raten, ein Ernährungsprotokoll zu führen, um mögliche Unverträglichkeiten auf die Spur zu kommen und Ihr Ernährungsverhalten kennenzulernen.

Und so funktioniert's

Besorgen Sie sich am einfachsten ein DIN-A4-Heft. Auf jede Seite kommt nur ein Tag. Und hier tragen Sie nun – siehe Tabelle – ein, was Sie gegessen und getrunken haben. Vergessen Sie nicht die kleinen Happen zwischendurch. Dann notieren Sie nach dem Schulnotenprinzip, wie Sie die Speise oder das Getränk vertragen haben: von 1 = sehr gut vertragen bis 5 = schlecht vertragen. Zusätzliche Anmerkungen wie »im Stehen gegessen«, »im Stress«, »allein gegessen« oder »mit der gesamten Familie gegessen«, »Zeit gehabt« sollten Sie unbedingt anführen, um zu erkennen, ob eventuelle negative Gefühle gewisse Symptome verstärken bzw. positive Gefühle die Symptome erleichtern.

Wenn Sie Ihre Aufzeichnungen lieber digital erledigen, laden Sie sich eine der zahlreichen Ernährungstagebuch-Apps auf Ihr Handy. So haben Sie Ihre Aufzeichnungen immer gleich bei sich.

Nur durch das Aufschreiben kommt man seinem Ernährungsverhalten näher und kann dieses ändern. Das trifft übrigens immer zu – ganz egal aus welchen Gründen man das Ernährungsverhalten ändern will oder soll. Da Sie nicht nur aufschreiben, was Sie in welchen Mengen essen, sondern auch die Uhrzeit, sowie verschiedenste Anmerkungen von der Esssituation bis zu Gefühlen, kann man auch sehr gut erkennen, wie viele Mahlzeiten Sie täglich essen und wie die Esssituationen meistens aussehen. Darunter versteht man, ob Sie eher allein essen oder in Gesellschaft, meistens schnell und hektisch oder langsam und mit Zeit, eher zu Hause oder mehr außer Haus.

Für den Magen-Darm-Trakt ist es am besten – ganz egal ob er durch eine Krankheit belastet oder gesund ist –, regelmäßig mit Nahrung versorgt zu werden. Fünf Mahlzeiten wären gerade bei einer Magen-Darm-Erkrankung das Optimum. Bei verschiedenen Krankheitsbildern sogar noch mehr.

Wie lange?

Sie sollten das Ernährungstagebuch auf alle Fälle so lange führen, bis Sie Regelmäßigkeiten erkennen bzw. Unverträglichkeiten und Verträglichkeiten entdecken. So entwickeln Sie Ihre eigene

Lebensmittel-Unverträglichkeitsliste, die bei den einen kürzer, bei den anderen länger sein kann. Wenn Sie auf diese Lebensmittel konsequent verzichten, ist ein beschwerdefreies Essen keine Wunschvorstellung mehr.

Sobald Sie Ihre persönliche Unverträglichkeitsliste erstellt haben, können Sie vorerst Pause machen, sollten aber von Zeit zu Zeit das Aufschreiben wiederholen, da sich gerade in einem Krankheitsverlauf Verträglichkeiten ändern können. Vielleicht vertragen Sie zwei Monate später wieder Lebensmittel, die Sie heute noch gar nicht essen können! Oder aber Sie werden wieder bestätigt, dass Sie dieses Lebensmittel wirklich nicht vertragen.

Selbst kochen oder essen gehen?

Viele von Ihnen werden sich vielleicht fragen, ob sie nun immer zu Hause essen müssen. Einigen kommt der Gedanke, dass sie ja nun erst selbst kochen lernen müssen. Und wie sieht's mit Fertiggerichten aus – können Sie diese überhaupt noch verwenden, sind diese eine Alternative? Fragen über Fragen, die sich auf einmal stellen. Also zuallererst – natürlich können Sie noch essen gehen, selbstverständlich können Sie ab und an Fertigprodukte verwenden. Sie müssen zwar gewisse Dinge berücksichtigen und können im Restaurant nicht einfach drauflos-

bestellen. Doch mit etwas Übung funktioniert das. Ich empfehle zwar schon, dass Sie sich gewisse Küchentechniken aneignen, damit Sie, sollten Sie gar nicht kochen können, auch zuhause entsprechende Gerichte zubereiten können. Doch ist das überhaupt keine Hexerei. Mit Lebensmitteln zu hantieren macht Freude, regt alle Sinne an, und das Ergebnis schmeckt. Besonders während der ersten Stufe, in der Sie ja nur Tees, spezielle Suppen und etwas Zwieback essen sollen, empfiehlt es sich, diese zuhause durchzuführen. Auch die Stufe 2 ist wahrscheinlich noch einfacher zuhause durchzuführen, doch ab Stufe 3 können Sie auch bei entsprechender Lebensmittelauswahl in der Kantine oder außer Haus essen. Erwähnen möchte ich für die erste und noch mehr für die zweite Stufe einige Fertigprodukte der Babynahrung, die als Zwischenmahlzeit recht gut eingesetzt werden können. Fruchtgläschen sind besonders gut geeignet. Achten Sie auf säurearme Obstsorten wie Apfel oder Birne und dass möglichst kein Zucker zugesetzt wurde.

Tipps fürs Auswärtsessen

Wenn Sie einige Regeln beachten, können Sie auch weiterhin ruhigen Gewissens in Ihrem Lieblingslokal speisen.

Im Restaurant essen

• Wählen Sie Gerichte nach der Verträglichkeit aus. Fragen Sie auch ruhig, wie die Gerichte hergestellt wurden, ob

spezielle Zutaten verwendet wurden usw.
- Bevorzugen Sie Speisen, die im Rezeptteil angegeben sind.
- Vermeiden Sie generell scharfe oder sehr fette Gerichte, scharf angebratene, stark gewürzte, frittierte oder gebackene Speisen.
- Vermeiden Sie auch scharfe Gewürze oder frische Zwiebeln.
- Fragen Sie, wenn Sie sich unsicher sind, und lassen Sie sich beraten.

Kantinenessen
- Hier können Sie das Problem auf jeden Fall ansprechen.
- Lassen Sie sich ganz individuell einzelne Komponenten zusammenstellen.
- Schauen Sie sich den Wochenspeiseplan schon im Voraus an. Ist nichts Passendes für Sie dabei, ist es besser, eine kalte Mahlzeit von zu Hause mitzunehmen und abends zu Hause zu kochen.

Wenn Sie zum Essen eingeladen sind
- Besonders bei Freunden kann man das Problem ansprechen.
- Verzichten Sie auf Dinge, die Sie nicht vertragen. Es wird Sie jeder verstehen.

Was ist mit Fast Food? Fast Food im Sinne von Hamburger, Pizzaschnitte & Co ist auch für einen komplett Gesunden nicht allzu empfehlenswert. Vermeiden Sie dieses wenn möglich. Pommes, Currywurst, Kebab usw. sind meist zu fett und oft zu scharf. Einige Tipps, falls es sich doch nicht vermeiden lässt:

- Wählen Sie in Fast-Food-Ketten eher Salat mit einem milden Joghurtdressing.
- Wenn Sie asiatisches Fast Food essen, dann gibt es die Möglichkeit, Reis mit Sauce zu kombinieren. Vermeiden Sie aber Schärfe.
- Wählen Sie vegetarische Kebab-Varianten mit Salat, Tomaten und eventuell einer milden Sauce.
- Beim Fleisch sollten Sie eher Hühnerfleisch bevorzugen.
- Verzichten Sie auf Zwiebeln und scharfe Gewürze wie Chili.

Süßstoff statt Zucker verwenden?

Da drängt sich zuerst die Frage auf, wie viel Zucker eigentlich notwendig ist und warum wir eigentlich Zucker brauchen.

Zucker ist ein Kohlenhydrat. Der normale Haushaltszucker, wie wir ihn zum Backen und Süßen verwenden und der auch in sämtlichen Süßigkeiten, Limonaden und Süßspeisen zu finden ist, liefert zwar rasch Energie. Ansonsten kann er unserem Körper nichts geben – keine Vitamine, keine Mineralstoffe, keine Spurenelemente (im Gegensatz zu den Zuckern aus Früchten oder Getreide).

Unsere Gesellschaft isst generell viel zu viel Süßes – Süßigkeiten, Kuchen, zu süße Getränke, zu stark gesüßte Lebensmittel wie Joghurts, Müslis usw.

3-Stufen-Konzept: schonender Kostaufbau 45

Süßstoffe

Süßstoffe sind kein Ausweg, um die Vorliebe für Süßes zu reduzieren. Ziel sollte es eigentlich sein, generell weniger Süßes zu brauchen. Eine Portion pro Tag (eine Handvoll!) ist ausreichend. Überlegen Sie? Denken Sie beispielsweise an gestern. Haben Sie da weniger oder mehr Süßes als eine Handvoll gegessen?

Süßstoffe galten lange Zeit auch als gesundheitsschädlich. Die Wissenschaft konnte bislang aber keinen Beweis erbringen, dass dem so ist. Süßstoffe sind beispielsweise:

- Acesulfam-K
- Aspartam
- Cyclamat
- Saccharin
- Thaumatin
- Neohesperidin
- Sucralose

Ein erst seit 2011 zugelassener Süßstoff ist Stevia. Stevia ist kein synthetischer Süßstoff, sondern wird aus einer Pflanze, der Stevia-Pflanze – auch Süßkraut genannt –, gewonnen. Der Ursprung ist zwar pflanzlich, die Extraktion ist aber ein chemisches Verfahren. Nach heutigen Erkenntnissen ist Stevia bis zu einer Zufuhr von 4 mg/kg Körpergewicht unbedenklich. Da die Süßkraft von Stevia viel stärker ist als die von Zucker, braucht man nur sehr geringe Mengen davon. Stevia ist äußerst hitzebeständig und kann auch zum Kochen und Backen verwendet werden.

Zuckeraustauschstoffe

Zuckeraustauschstoffe sind:

- Sorbit
- Maltit
- Xylit
- Isomalt
- Maltit
- Lactit
- Erythrit

Sie können den Darm bei übermäßiger Zufuhr zu stark belasten und führen dann zu Blähungen und Durchfall.

Birkenzucker, Kokosblütenzucker & Co.

Am Markt sind mittlerweile zahlreiche Zuckeralternativen zu finden, die als mehr oder weniger gesünder als andere gelten. Hier finden Sie einen kurzen Überblick über einige der beliebtesten neuen Süßungsmittel und deren Eignung bei Magen-Darm-Erkrankungen.

Birkenzucker ist nichts anderes als der Zuckeraustauschstoff Xylit. Da dieser auch bei gesunden Menschen in zu hohen Mengen zu Magen-Darm-Problemen wie Blähungen führt, ist Birkenzucker als Zuckeralternative nicht geeignet.

Kokosblütenzucker wird aus dem Nektar der Kokospalme gewonnen und ist preislich gesehen ein echtes Luxusprodukt mit Preisen zwischen 20 und 40 Euro pro Kilogramm. Kokosblütenzucker lässt den Insulinspiegel bei gleicher Süßkraft wie

Zucker viel geringer ansteigen als herkömmlicher Zucker und ist daher in erster Linie für Diabetiker interessant. Bei Magen-Darm-Erkrankungen kann er in sparsamen Mengen verwendet werden. Achten Sie aber – wie bei allen Kokosprodukten – auf nachhaltig produzierte Produkte.

Agavendicksaft wird aus dem Saft der mexikanischen Agavenpflanze gewonnen. Speziell für jene, die sich vegan ernähren und daher auf Honig verzichten, stellt dieser Sirup eine gute Alternative dar. Aufgrund des hohen Fructosegehalts kann er aber bei Magen-Darm-Beschwerden nicht uneingeschränkt empfohlen werden.

Ahornsirup ist der eingedickte Saft der kanadischen Ahornbäume. Er weist einen niedrigen Fructosegehalt auf, süßt sehr gut, hat wie Honig eine leicht antiseptische (entzündungshemmende) Wirkung und kann in sparsamen Mengen als Zuckerersatz verwendet werden.

Was ist mit Rauchen und Kaffee?

Sofern es geht, sollten Sie auf das Rauchen verzichten. Bei Morbus Crohn beispielsweise fördert Rauchen das Auftreten von neuen Entzündungen, und das wirkt sich negativ auf den Krankheitsverlauf aus. Da Rauchen an sich sehr viele negative Begleiterscheinungen mit sich

bringt, zahlt sich eine Raucherentwöhnung aus und ist positiv für Ihr gesamtes Wohlbefinden.

Bei vielen Erkrankungen vor allem des Magens wird Kaffee in großen Mengen (mehr als 3 Tassen pro Tag) erfahrungsgemäß nicht sehr gut vertragen. Viele wollen dann auch gar keinen Kaffee trinken. Hören Sie in diesem Fall auf Ihren Körper. Manchen schadet der Kaffee hingegen nicht. Oft wird auch Espresso besser vertragen als Filterkaffee, da das Wasser hier nicht so lange mit dem Kaffee in Berührung ist und daher nicht so viele Röstprodukte in den Kaffee übergehen.

Reduzieren Sie Ihren Stress

Bei beinahe allen Magen-Darm-Erkrankungen spielt Stress eine tragende Rolle. Wie man heute weiß, hängen Darm und Psyche eng zusammen. Neben einer Änderung Ihrer Ernährungsgewohnheiten sollten Sie sich unbedingt auch die psychischen Belastungen ansehen, denen Sie tagtäglich ausgesetzt sind.

Hier einige Anregungen, um Stress gelassener zu begegnen:
- Finden Sie einen Ausgleich zu Ihren beruflichen Tätigkeiten. Musizieren, malen, fotografieren, Sport treiben … Was haben Sie früher gerne gemacht?
- Treffen Sie sich mit Menschen, die Ihnen Energie geben, und achten Sie generell auf Ihre sozialen Kontakte.

- Bewegen Sie sich regelmäßig. Bewegung hilft, die Stresshormone schneller wieder abzubauen.
- Lernen Sie eine Entspannungstechnik. Yoga, autogenes Training, Meditation sind nur eine kleine Auswahl an Möglichkeiten.
- Genießen Sie täglich auch Kleinigkeiten. Das kann ein Spaziergang in der Sonne sein, ein gutes Buch, die Zeitung in der Früh, ein heißes Bad, der duftende Kaffee zum Frühstück. Achten Sie darauf ganz bewusst.
- Reduzieren Sie Genussmittel wie Alkohol oder Zigaretten.
- Sorgen Sie dafür, dass Sie ausreichend schlafen.

Das hilft bei leichteren Beschwerden

Es müssen ja nicht immer nur schwere Erkrankungen sein, die Probleme verursachen, manchmal sind es auch leichtere Beschwerden im Magen-Darm-Bereich, die Unannehmlichkeiten bereiten. Ein paar Tipps, wie es Ihnen bald wieder besser geht.

Durchfall

Bei Durchfall verliert Ihr Körper mehr Flüssigkeit als gewöhnlich über den Darm. Dieser Flüssigkeitsverlust muss ersetzt werden. Trinken Sie also ausreichend. Besonders schwarzer Tee, den Sie lange ziehen lassen (15–20 Minuten), kann helfen. Auch Heidelbeeren (tiefgekühlt oder getrocknet) sind super geeignet, um dem Durchfall entgegenzutreten. (Frische Heidelbeeren wirken dagegen eher abführend.) Verzichten sollten Sie auf grobkörniges Vollkornbrot oder Müsli.

Verstopfung

Häufiger Grund für Verstopfung ist eine zu geringe Trinkmenge: Es sollten täglich mindestens 1,5 Liter sein. Was sonst noch wichtig ist: Viele Ballaststoffe (Obst, Gemüse, Getreideprodukte) lockern den Stuhl auf. Nehmen Sie sich Zeit, um auf die Toilette zu gehen – Hektik und Stress wirken sich negativ auf den Magen-Darm-Trakt aus. Zögern Sie nötigen Stuhlgang nicht heraus, weil es zeitlich gerade ungünstig ist.

Weitere hilfreiche Hausmittel gegen Verstopfung sind:
- Ein Esslöffel Leinsamen in den Joghurt rühren oder übers Müsli streuen.
- Flohsamen in Wasser quellen lassen und trinken. Danach noch zwei Gläser Wasser nachtrinken!
- Ein Glas warmes Wasser morgens auf nüchternen Magen trinken.
- Milchzucker in ein Glas Saft mischen.
- Haben Sie aber Geduld, es dauert schon ein paar Tage, bis der gewünschte Erfolg eintritt.

Wichtig: Bewegung Ganz wichtig für regelmäßigen Stuhlgang ist auch ausreichende Bewegung. Grundsätzlich ist Sport bei allen Magen-Darm-Beschwerden und -Erkrankungen positiv. Körperliche Bewegung baut Stress ab, fördert die Bildung von Muskelmasse, wirkt sich auf den gesamten Stoffwechsel (Energiehaushalt, Fettstoffwechsel usw.) positiv aus und macht außerdem noch gute Laune. Vorsicht ist nur in akuten Entzündungsphasen geboten. Dann sollten Sie mit Sport etwas kürzertreten.

Blähungen

Blähungen sind schmerzhaft und störend. Diese sind bei einigen der Magen-Darm-Erkrankungen auch Begleiterscheinung. Was können Sie dagegen tun? Führen Sie zunächst Ernährungsprotokoll, dann sehen Sie, welche Lebensmittel zu Blähungen führen. Schreiben Sie auch die Menge dazu, denn bei geringen Mengen gibt's oft keine Beschwerden. Verzichten Sie dann eine Zeit lang auf diese Lebensmittel. Aber auch zu schnelles Essen oder kohlensäurehaltige Getränke können der Grund für Blähungen sein. Lebensmittel, die häufig Blähungen verursachen:

- alle Kohlsorten und Kohlgewächse wie beispielsweise Grünkohl oder Kohlsprossen, Zwiebeln
- Hülsenfrüchte (z. B. Bohnen, Linsen)
- kohlensäurehaltige Getränke
- Zuckeraustauschstoffe

Schonend kochen für Magen und Darm

Nicht nur das Was, sondern auch das Wie ist bei Magen- und Darmerkrankungen bzw. -problemen von Bedeutung. Also nicht nur, welche Lebensmittel Sie essen, ist wichtig, sondern auch, wie sie zubereitet wurden.

Empfehlenswerte Zubereitungsarten sind:
- Kochen
- Dünsten
- Garen in der Mikrowelle
- Garen im Wasserdampf
- Garen im Dampfgarer
- Zubereiten im Wasserbad
- Garen im Römertopf

Nicht empfehlenswert sind:
- die Zubereitung mit viel Fett: Frittieren und Ausbacken in Fett z. B. von Schnitzel
- scharfes Anbraten oder Grillen über offener Flamme, da dabei magenreizende Stoffe entstehen

Kochen: Beim Kochen werden die Zutaten in bereits siedendes oder auch kaltes Wasser gegeben und bei etwa 100 °C gegart. Bei langem Kochen gehen viele Inhaltsstoffe der Lebensmittel ins Kochwasser über. Manchmal ist das erwünscht – beispielsweise bei Suppen.

Dünsten: Beim Dünsten wird das Gargut mit wenig oder gar keiner Flüssigkeit erhitzt und gegart. Flüssigkeit, die sich trotzdem ansammelt, stammt vom Gargut. Nährstoffe und Vitamine bleiben optimal erhalten. Es kann eventuell etwas hochwertiges Fett wie Maiskeimöl oder Sonnenblumenöl zugesetzt werden, was für manches Gemüse wie beispielsweise Karotten von Vorteil ist. Dadurch wird das fettlösliche Vitamin A besser vom Körper aufgenommen.

Garen in der Mikrowelle: Noch immer gibt es Stimmen, die die Mikrowelle aus den Küchen verbannen wollen. Doch man kann Entwarnung geben. Sind die Geräte technisch in Ordnung und werden sie sachgemäß benutzt, entstehen keinerlei Gefahren für die Gesundheit. Auch bei der Zubereitung in der Mikrowelle verändert sich die Nährstoffzusammensetzung genauso wie bei der konventionellen Zubereitung am Herd. Was bei der Verwendung der Mikrowelle zu beachten ist:

- Verwenden Sie ein mikrowellengeeignetes Geschirr für die Erwärmung.
- Halten Sie sich bei den Temperatureinstellungen und bei der Garzeit an die Angaben des Herstellers.
- Bedecken Sie die Speisen mit einer lose aufliegenden Abdeckung oder einer mikrowellengeeigneten Folie.
- Das Gargut erwärmt sich nicht gleichmäßig in der Mikrowelle. Rühren Sie daher zwischendurch um!

- Zerkleinern Sie große Stücke in etwa gleich große Teile.

Dampfgaren: Hier befindet sich das Gargut in einem Siebeinsatz, der über dem kochenden Wasser positioniert ist. Somit wird der direkte Kontakt zwischen Gargut und der kochenden Flüssigkeit vermieden und das Gargut wird nur durch den dabei entstehenden Dampf gegart. Die besonderen Vorteile dieser Garmethode:

- Sie können dadurch fettfrei garen.
- Da die Lebensmittel nicht im Wasser schwimmen, werden sie nicht ausgelaugt. Vitamine und Nährstoffe, aber auch der Eigengeschmack der Lebensmittel bleiben so noch besser erhalten.
- Es ist kein Anbrennen möglich.

Heilsame Kräuter und Gewürze verwenden

Kräuter und Gewürze machen die Speisen aromatischer. Gerade bei Magen-Darm-Erkrankungen gibt es viele förderliche Kräuter (z. B. in Form von Kräutertees). Aber auch die Speisen können durch Gewürze ohne zu viel Salz verfeinert werden und haben zudem noch günstige Eigenschaften. Experimentieren Sie ruhig und werden Sie kreativ!

Heilsame Kräuter und Gewürze für Magen und Darm

Anis fördert die Verdauung und verhindert Blähungen. Das Aroma ist aber relativ kräftig, daher nur sparsam verwenden. Anis passt gut zu Karotten, Geflügel, Brot, aber auch zu Süssspeisen.

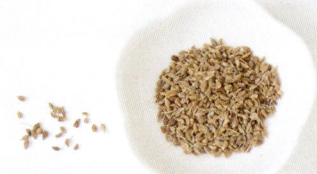

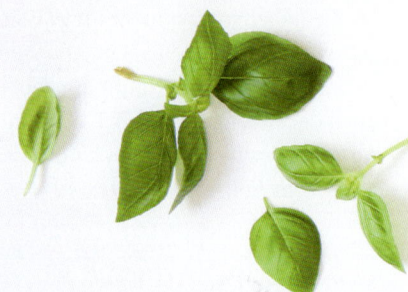

Basilikum kann durch den scharf-aromatischen Geschmack sehr gut Pfeffer ersetzen, den Sie ja nun nicht verwenden sollten. Es regt den Fluss der Verdauungssäfte in Magen und Darm an und eignet sich für vielfältige Gerichte besonders aus der mediterranen Küche. Sogar als Tee kann er bei Magenbeschwerden und Appetitlosigkeit verwendet werden.

Dill wirkt beruhigend, magenstärkend und verhindert Blähungen. Frischer Dill hat eine wesentlich höhere Würzkraft als getrockneter. Er lässt sich leicht im Garten oder im Blumenkasten ziehen.

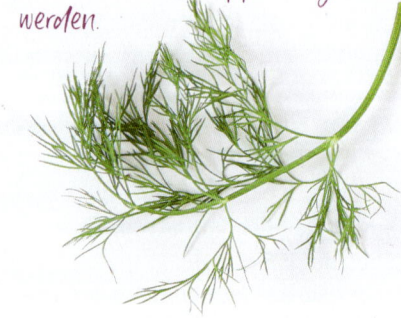

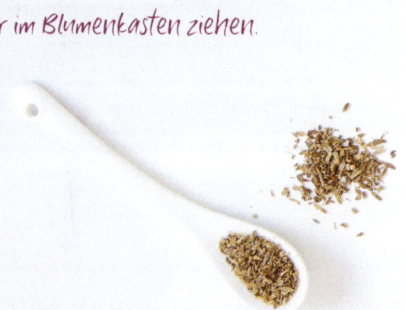

Fenchel hilft besonders bei Blähungen und wird sehr oft als Tee genossen. Er passt aber auch sehr gut zu Gemüsesuppen, Eintöpfen und vielen anderen Gerichten.

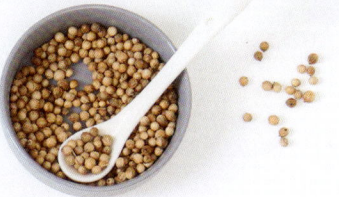

Koriander wirkt verdauungsfördernd, blähungstreibend und antiseptisch. Besonders häufig wird er als Brot- oder Lebkuchengewürz verwendet.

Kümmel wirkt ebenfalls verdauungsfördernd, blähungstreibend und entkrampfend. Er verträgt sich nicht sehr gut mit anderen Gewürzen, daher nur mit Salz (und Pfeffer) kombinieren.

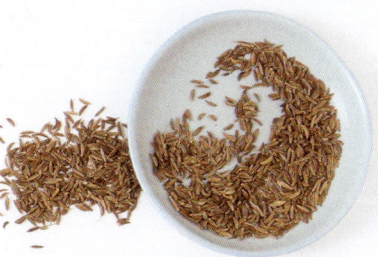

Majoran wirkt auch verdauungsfördernd, blähungstreibend und krampflösend. Passt gut zu Thymian und Basilikum.

Petersilie wirkt verdauungsfördernd, harntreibend und appetitanregend. Enthält auch viele Vitamine und Mineralstoffe. Verwenden Sie besser nur frische Petersilie. Getrocknete Petersilie enthält kaum noch Aroma.

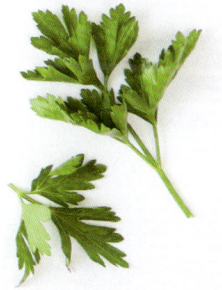

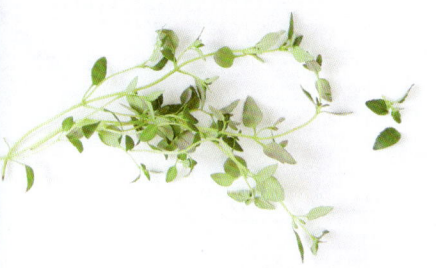

Thymian verhindert Blähungen. Da er sehr würzig schmeckt, nur sparsam dosieren.

Gewürze, die Sie momentan eher vermeiden sollten, sind Pfeffer, Senf, Schnittlauch, Paprika, Meerrettich, Knoblauch, Chili und Cayennepfeffer.

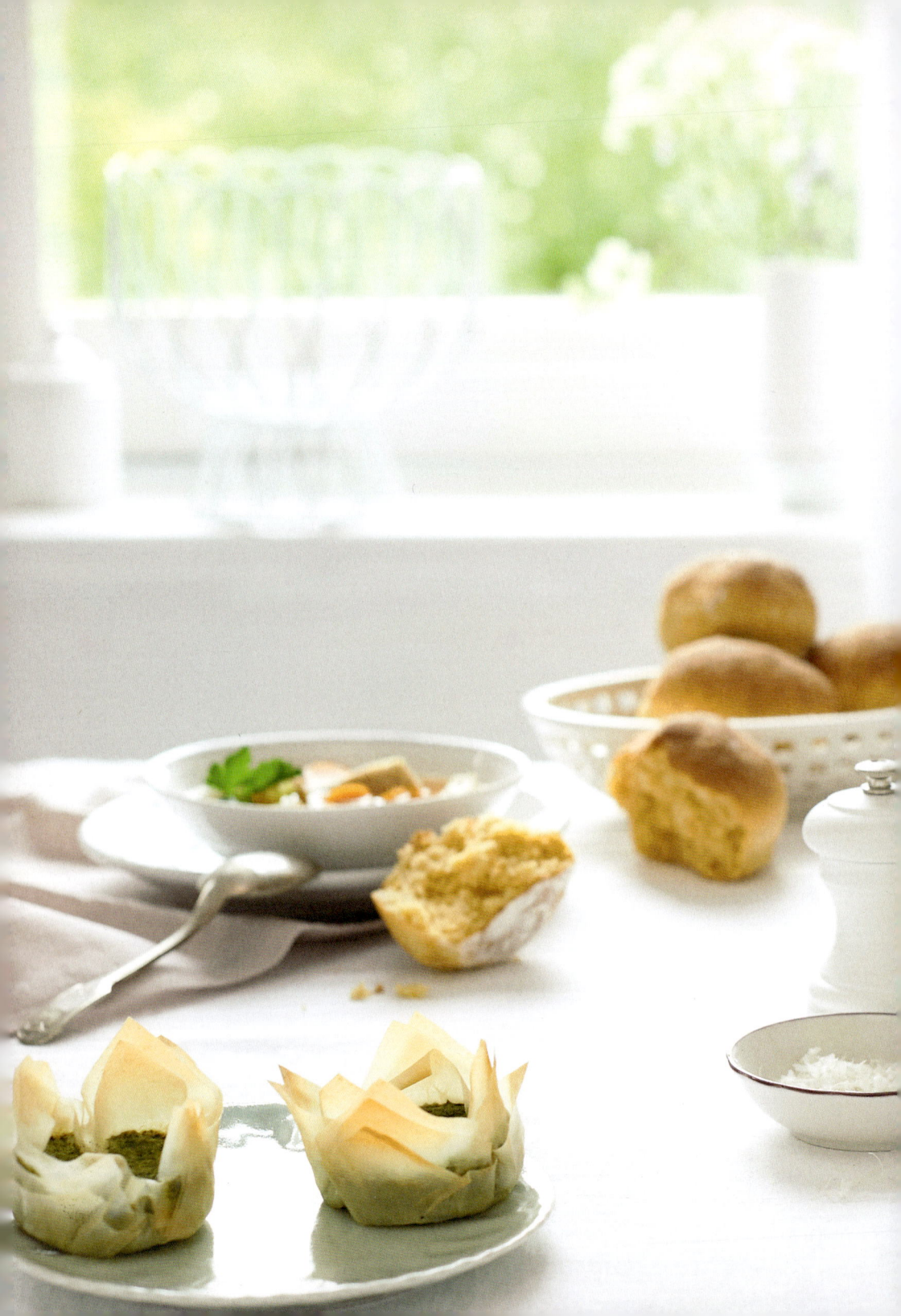

Lecker essen in jeder Phase

Schonung bedeutet nicht langweilig oder eintönig! Sie werden überrascht sein, wie vielfältig und schmackhaft Schonkost, vor allem ab Stufe 3, sein kann.

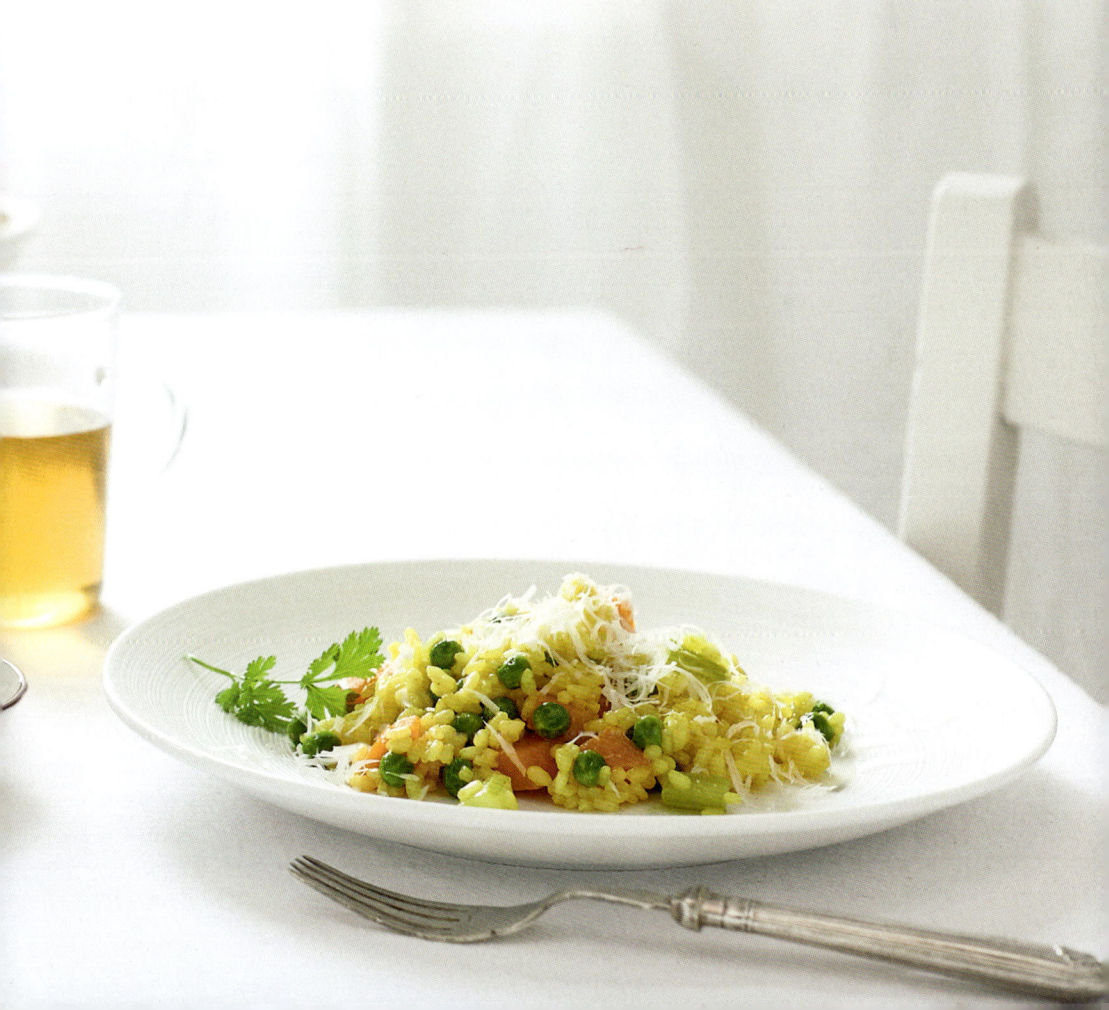

Rezepte für Stufe 1

In Stufe 1 wird der Verdauungstrakt besonders geschont und mit Tees und Schleimstoffen beruhigt. In dieser Phase von 1–3 Tagen werden Ihre Beschwerden spürbar abnehmen.

Es handelt sich in erster Linie um Tees und verschiedene Suppen und Breie. Mehr benötigt Ihr Magen-Darm-Trakt momentan nicht. Geben Sie ihm diese Auszeit! Auch wenn die Mahlzeiten nicht sehr üppig sind – versuchen Sie sich ausreichend Zeit dafür zu nehmen und genießen Sie auch diese einfachen Speisen. Die Rezepte sind für alle im Buch beschriebenen Erkrankungen geeignet.

Tee – Wohltat für Magen und Darm: Sie finden hier verschiedenste Tees, die wohltuend sind für Magen und Darm. Natürlich können Sie auch Beuteltee verwenden. Die Wirkstoffe sind aber in offenem, frisch zubereitetem Tee in höherer Konzentration enthalten. Trinken Sie mehrere Tassen täglich. Diese Tees sind immer passend und gut verträglich:

- Pfefferminze hilft bei Übelkeit, Appetitlosigkeit, Krämpfen, Blähungen.
- Tausendguldenkraut ist gut gegen Appetitlosigkeit.
- Anis lindert Blähungen.
- Kamillenblüten helfen bei Übelkeit, Sodbrennen.
- Fenchelsamen wirken gegen Krämpfe, Blähungen.
- Malvenblätter sind gegen Sodbrennen.
- Ringelblumen sind gut gegen Sodbrennen, Magenbeschwerden.

Congees – Breisuppen: Congees sind Breisuppen, bei denen verschiedene Getreidearten in viel Wasser lange Zeit gekocht und zum Schluss durch verschiedene Zutaten verfeinert werden. Durch die lange Kochzeit sind sie hervorragend verträglich für Magen und Darm.

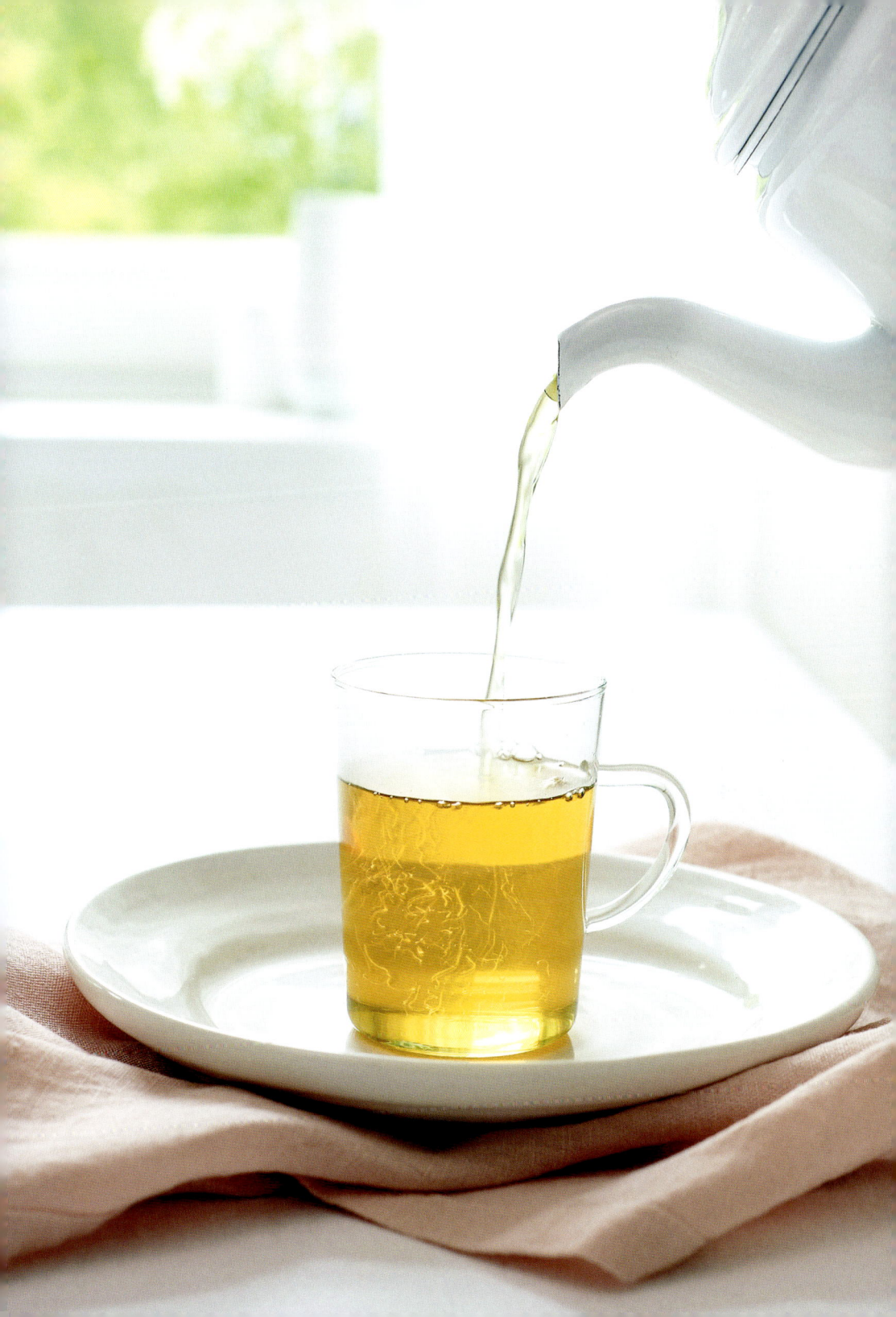

Wohltuend bei Krämpfen und
Blähungen
Fencheltee

Für 1 Person
⊘ 10 Min. Ziehzeit

1–3 TL Fenchelsamen • 1 l Wasser

● Fenchelsamen mit kochendem Wasser übergießen. Zudecken und etwa 10 Minuten ziehen lassen, danach abseihen.

Wirkt besonders gut bei Sodbrennen
und allen Magenproblemen
Ringelblumentee

Für 1 Person
⊘ 10 Min. Ziehzeit

1–2 TL Ringelblumenblüten • ½ l Wasser

● Ringelblumenblüten mit kochendem Wasser übergießen. Zudecken und etwa 10 Minuten ziehen lassen, danach abseihen.

Gegen Übelkeit und Erbrechen
Kamillenblütentee

Für 1 Person
⊘ 10 Min. Ziehzeit

1 EL Kamillenblüten • 1 Tasse Wasser

● Pro Tasse 1 EL Kamillenblüten mit kochendem Wasser übergießen. Zudecken und etwa 10 Minuten ziehen lassen, danach abseihen.

Tipp Auch bei Sodbrennen und Gastritis ist Kamillenblütentee besonders geeignet.

Hilft besonders bei Blähungen
Anistee

Für 1 Person
⊘ 15 Min. Ziehzeit

1 TL Anis • 150 ml Wasser

● Anissamen direkt vor dem Gebrauch am besten in einem Mörser zerstoßen. Mit kochendem Wasser übergießen. Etwa 15 Minuten ziehen lassen, danach abseihen.

Wirkt lindernd bei Sodbrennen
Malvenblättertee

Für 1 Person
⊘ 5–10 Std. Ziehzeit

2 TL Malvenblätter • ¼ l Wasser

● Diesen Tee am besten als Kaltwasserauszug zubereiten: Malvenblätter mit lauwarmem Wasser übergießen. Das Ganze 5–10 Stunden ziehen lassen.

● Den Sud umrühren und abseihen. Den Tee vorm Trinken erwärmen.

Bei Appetitlosigkeit
Tee aus Tausendguldenkraut

Für 1 Person
⊘ 6–10 Std. Ziehzeit

1 TL Tausendguldenkraut • ¼ l Wasser

● Das Tausendguldenkraut mit kaltem Wasser ansetzen. Den Aufguss 6–10 Stunden ziehen lassen. Kurz vorm Trinken abseihen und erwärmen.

Bewährtes Hausmittel
Pfefferminztee

Für 1 Person
⊘ 10 Min. Ziehzeit

1 EL Pfefferminzblätter • 200 ml Wasser

● Die Pfefferminzblätter mit siedendem Wasser übergießen. Den Tee abdecken und etwa 10 Minuten ziehen lassen, dann abseihen.

Tut Magen und Darm gut
Haferflockensuppe

Für 2 Personen
⊘ 1¼ Std.

2 EL Haferflocken • ½ Wasser oder milde Gemüsebrühe • Salz • 1 EL Rapsöl oder Maiskeimöl

● Die Haferflocken mit Brühe oder Wasser aufkochen lassen und etwa 1 Stunde bei kleiner Hitze köcheln lassen.

● Die Suppe durch ein Sieb streichen. Mit Wasser aufgießen, bis die gewünschte Konsistenz erreicht ist. Nochmals aufkochen und mit Salz und Öl abschmecken.

Wohltuend

Reisschleimsuppe

Für 2 Personen
🕓 1¾ Std.

4 EL Reis • ½ l Wasser oder milde Brühe •
1 EL Pflanzenöl • Salz

● Reis mit kaltem Wasser oder Gemüsebrühe aufkochen lassen und etwa
1,5 Stunden bei kleiner Hitze köcheln
lassen.

● Eventuell ab und zu kaltes Wasser
nachgießen. Ab und zu mit dem Schneebesen umrühren.

● Die Suppe durch ein Sieb streichen, mit Wasser aufgießen, bis die gewünschte Konsistenz erreicht ist. Nochmals aufkochen und mit Salz und Öl
abschmecken.

Super für zwischendurch

Gemüsebrühe

Für 1 Person
🕓 1½ Std.

3 Karotten • ½ Sellerie • 2 Kartoffeln •
1 l Wasser • Salz

● Das Gemüse putzen, waschen und
würfeln. Im Wasser mindestens
1 Stunde lang kochen.

● Mit Salz abschmecken. Das Gemüse
abseihen und nur die Brühe trinken.

Tipp Wenn Sie davon gleich eine größere Menge zubereiten, haben Sie immer ausreichend Vorrat. Sie können
die Brühe im Kühlschrank aufbewah-
ren, aber auch einfrieren. Sie eignet auch
zum Aufgießen der verschiedensten Gerichte und Speisen.

❯❯ Gemüsebrühe

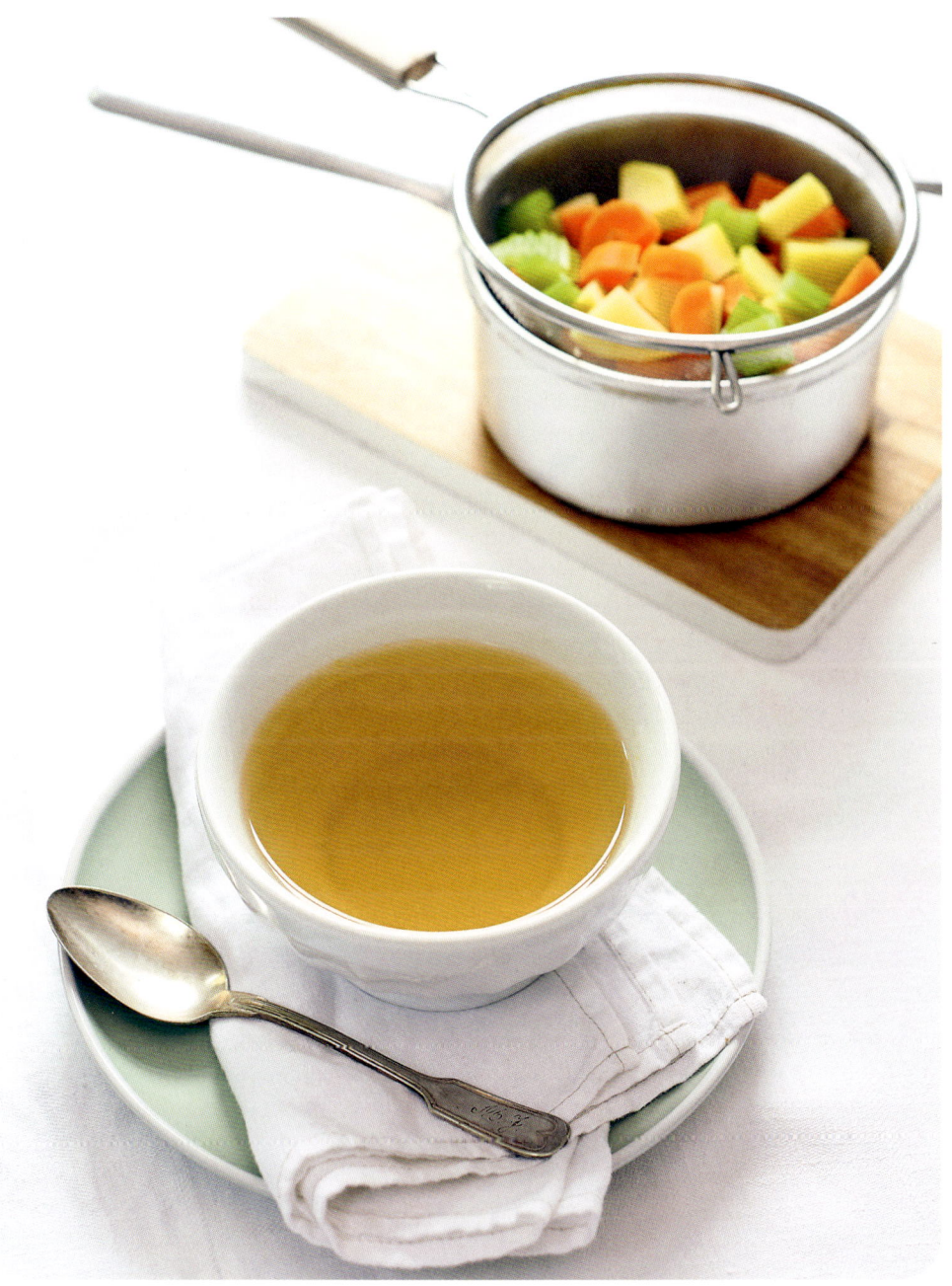

Geht ruck, zuck

Schneller Hirse-flockenbrei

Für 1 Person
⊘ 5 Min.

¼ l Wasser • Hirseflocken (Säuglingsab-teilung) ohne jegliche Zusätze • etwas Öl • Salz

● Wasser erhitzen und Hirseflocken ein-rühren. Noch etwas Öl untermischen und mit Salz abschmecken.

Tipp Wenn Sie anstatt Salz etwas Zu-cker verwenden, haben Sie einen süßen Hirsebrei. Sie können anstelle der Hirse-flocken auch Reisflocken verwenden.

Leicht und bekömmlich

Kartoffelsuppe

Für 1 Person
⊘ 30 Min.

3 Kartoffeln • 300 ml Wasser • 1 TL Salz

● Kartoffeln in Salzwasser weich kochen und schälen. Mit dem kochend heißen Wasser und dem Salz in einen Standmi-xer geben und pürieren.

Leicht und schmeckt

Grießsuppe

Für 2 Personen
⊘ 15 Min.

2 EL Butter oder hochwertiges Pflanzenöl • 4 EL Weizen- oder Dinkelgrieß • ½ l Gemü-sebrühe • Salz • 2 TL gehackte Petersilie

● Pflanzenöl oder Butter erhitzen, Grieß dazugeben und leicht »anrösten«. Mit der Gemüsebrühe aufgießen und den Grieß weich kochen.

● Sollte die Suppe zu dick werden, eventuell noch Wasser oder Brühe nach-gießen. Leicht salzen und mit gehackter Petersilie würzen.

Leichte Nachspeise

Süßer Hirsebrei

Für 1 Person
⊘ 25 Min.

50 g Hirse • etwas Salz • 1 TL Zucker

● Hirse in leicht gesalzenem Wasser in etwa 20 Minuten weich kochen. Mit et-was Wasser pürieren und mit heißem Wasser zu einem Brei oder einer Suppe auffüllen. Mit Zucker süßen.

Als Dessert, für zwischendurch oder als fruchtige Beilage

Apfelmus

Für 2 Personen
⊘ 30 Min.

½ kg Äpfel • 125 ml Wasser • 2–3 TL Zucker oder Honig (je nach Säure der Äpfel) • Zimt

● Die Äpfel schälen, entkernen und klein schneiden. Im Wasser weichkochen und pürieren oder durch ein Sieb streichen.

● Zum Schluss mit Zucker oder Honig abschmecken und mit Zimt bestreut servieren.

Zur Abwechslung

Buchweizengrütze

Für 1 Person
⊘ 30 Min.

250 ml Wasser oder Gemüsebrühe • 50 g Buchweizen • 1 Prise Salz • 1 TL gehackte Petersilie

● Wasser oder Gemüsebrühe aufkochen und Buchweizen darin langsam köcheln lassen, bis er weich und alle Flüssigkeit aufgesogen ist. Salzen und mit gehackter Petersilie verfeinern.

Besonders bekömmlich

Congee – Reissuppe

Für 4 Personen
⊘ 4 Std.

100 g Reis • 1 l Wasser • Salz

● Reis waschen, mit kaltem Wasser aufgießen und in einem hohen, weiten Topf zum Kochen bringen.

● Zugedeckt etwa 3–4 Stunden bei leichter Hitze köcheln lassen. Wenn nötig ab und zu Wasser nachgießen und leicht salzen.

Variante Lässt sich mit Kräutern, mildem Gemüse oder Apfelmus variieren.

Auch sehr fein

Congee mit Möhren

Für 2 Personen
⊘ 3–4 Std.

50 g Reis • 500 ml Wasser • 2 Möhren • 1 TL Salz

● Reis waschen. Möhren schälen und fein schneiden. Beides mit Wasser und Salz zum Kochen bringen und 3–4 Stunden köcheln. Eventuell Wasser nachgießen.

Rezepte für Stufe 2

Nach einer kurzen Auszeit mit Stufe 1 gibt es in Stufe 2 schon etwas mehr Abwechslung. Sämtliche Breie und Suppen der Stufe 1 können Sie noch weiter zubereiten.

Nach der Teepause können Sie Ihren Körper wieder mit etwas mehr Energie und Nährstoffen versorgen. Dennoch bleibt die Auswahl an Lebensmitteln begrenzt. Da vor allem Ballaststoffe und Fette eher schwer verdaulich sind, ist der Anteil in Stufe 2 noch sehr gering. Diese Stufe dauert meist 7–10 Tage, kann aber auch – je nach Krankheitsbild – kürzer sein. Bei manchen Erkrankungen ist es eher gewünscht, relativ rasch zu einer leichten Vollkost zu kommen, dann ist diese Phase kürzer. Diese Stufe ist nicht als Dauerkost geeignet, da sie für die langfristige gesunde Ernährung zu wenig Energie und Nährstoffe enthält.

Speisenauswahl: Gegenüber der Stufe 1 sind nun schon wesentlich mehr Nahrungsmittel dabei, z. B.:

- leicht verdauliche Gemüsesorten wie Möhren, Zucchini, Fenchel, Spinat, Brokkoli. Aber bitte nur gedünstet. Auf keinen Fall dürfen Sie zu diesem Zeitpunkt rohes Gemüse essen.
- pürierte oder passierte Gemüsesuppen
- mageres, gekochtes oder gedünstetes Fleisch wie Hühnerfleisch oder Putenfleisch
- gekochter Fisch wie Kabeljau, Scholle oder Seelachs
- Reis, Nudeln, Kartoffeln, z. B. in Form von Kartoffelpüree
- Marmelade, Fruchtgelees, Kompott aus Früchten, milde Obstsorten wie Banane oder Melone
- Brei mit magerer Milch, Magerquark
- kleine Mengen an Zucker, Honig (1 Teelöffel), Salz, Zimt (1 Messerspitze)

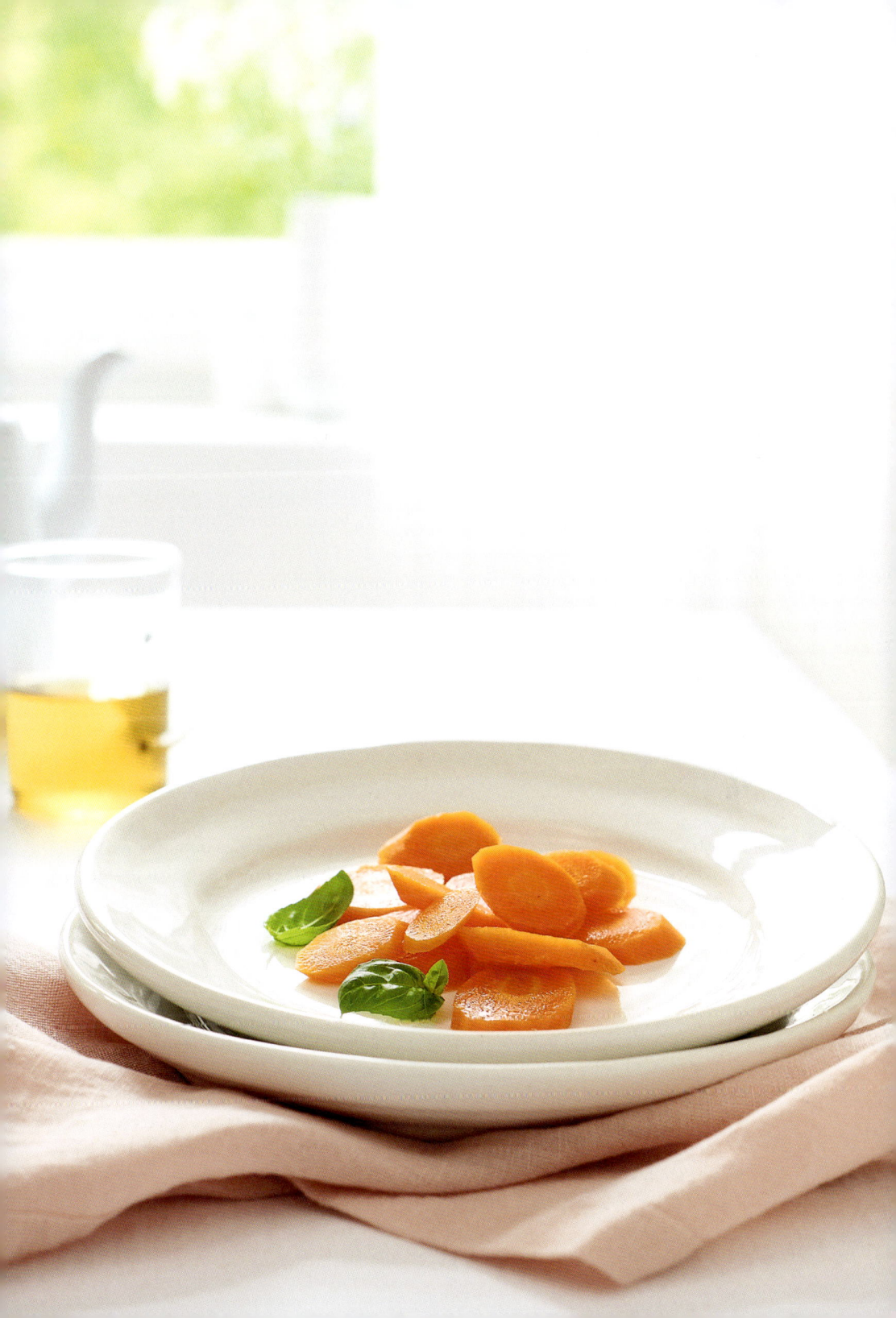

Schonend, aber dennoch herzhaft
Kartoffelsuppe

Für 2 Personen
⊘ 30 Min.

8 Kartoffeln • 1,5 l Salzwasser • ½ TL Kümmel • 1 EL Rapsöl • Salz • Pfeffer

● Kartoffeln waschen, schälen und in kleine Stücke schneiden. In ausreichend Salzwasser zum Kochen bringen, Kümmel dazugeben und bei kleiner Hitze weich kochen lassen.

● Kartoffeln im Kochwasser zerstampfen. Öl hinzufügen. Sollte die Suppe zu dick sein, nochmals Wasser zugeben und aufkochen lassen. Mit Salz und Pfeffer abschmecken.

Das passt dazu als Einlage geröstete Semmelwürfel oder als Beilage getoastetes Toastbrot

Lecker und bekömmlich
Pürierte Gemüse-suppe

Für 2 Personen
⊘ 20 Min.

3 Karotten • ½ Sellerie • 2 Kartoffeln • ca. ¾ l Wasser • Salz • ½ Bund Petersilie • 1 EL Öl

● Gemüse putzen, waschen und würfeln. In ausreichend Wasser weich kochen. Pürieren, mit Salz abschmecken. Sollte die Suppe zu dick sein, nochmals mit Wasser aufkochen.

● Blätter der Petersilie von den Stängeln zupfen und zu der Suppe dazugeben. Öl hinzufügen und nochmals schaumig pürieren.

Tipp Sie können die Suppe auch nur mit einer Gemüsesorte zubereiten oder aber auch andere gut verträgliche Gemüsesorten dafür verwenden, wie beispielsweise Kürbis oder Zucchini. Je nachdem, ob Sie die Suppe dicker oder dünner bevorzugen, können Sie mehr oder weniger Wasser dazugeben.

Schmeckt und tut gut

Gemüsereissuppe

Für 2 Personen
⊘ 45 Min.

4 EL Reis • 1 Zucchini • 2 Karotten • 2 Pastinaken • ¾ l Wasser • Salz

● Reis heiß und kalt unter fließendem Wasser abwaschen. Gemüse putzen, waschen, schälen und in kleine Würfel schneiden. Reis in kaltem Salzwasser aufkochen und 15 Minuten weich kochen lassen.

● Dann Gemüse dazugeben, eventuell Wasser nachgießen. Nochmals so lange kochen, bis Reis und Gemüse weich gekocht sind. Mit Salz abschmecken und servieren.

Tipp Sie können auch einfach zu einer Gemüsesuppe bereits gekochten Reis dazugeben (eventuell auch vom Vortag). Dann geht es noch schneller. Wenn Sie weniger Wasser dazugeben, wird's mehr ein Eintopf – als Variante.

Supereinfach!

Kümmelsuppe

Für 2 Personen
⊘ 10 Min.

1 EL Rapsöl • 2 EL Mehl • 2 TL Kümmel • ½ l Wasser • Salz

● Rapsöl in einem Topf leicht erhitzen. Mehl und Kümmel dazugeben und etwas anschwitzen lassen. Mit Wasser aufgießen, dabei mit einem Schneebesen zügig umrühren, damit sich keine Klumpen bilden.

● Sollte die Suppe zu dick werden – mit etwas mehr Wasser aufgießen. Gut verkochen und salzen.

Das passt dazu Semmelwürfel in wenig Fett leicht rösten und als Einlage dazugeben.

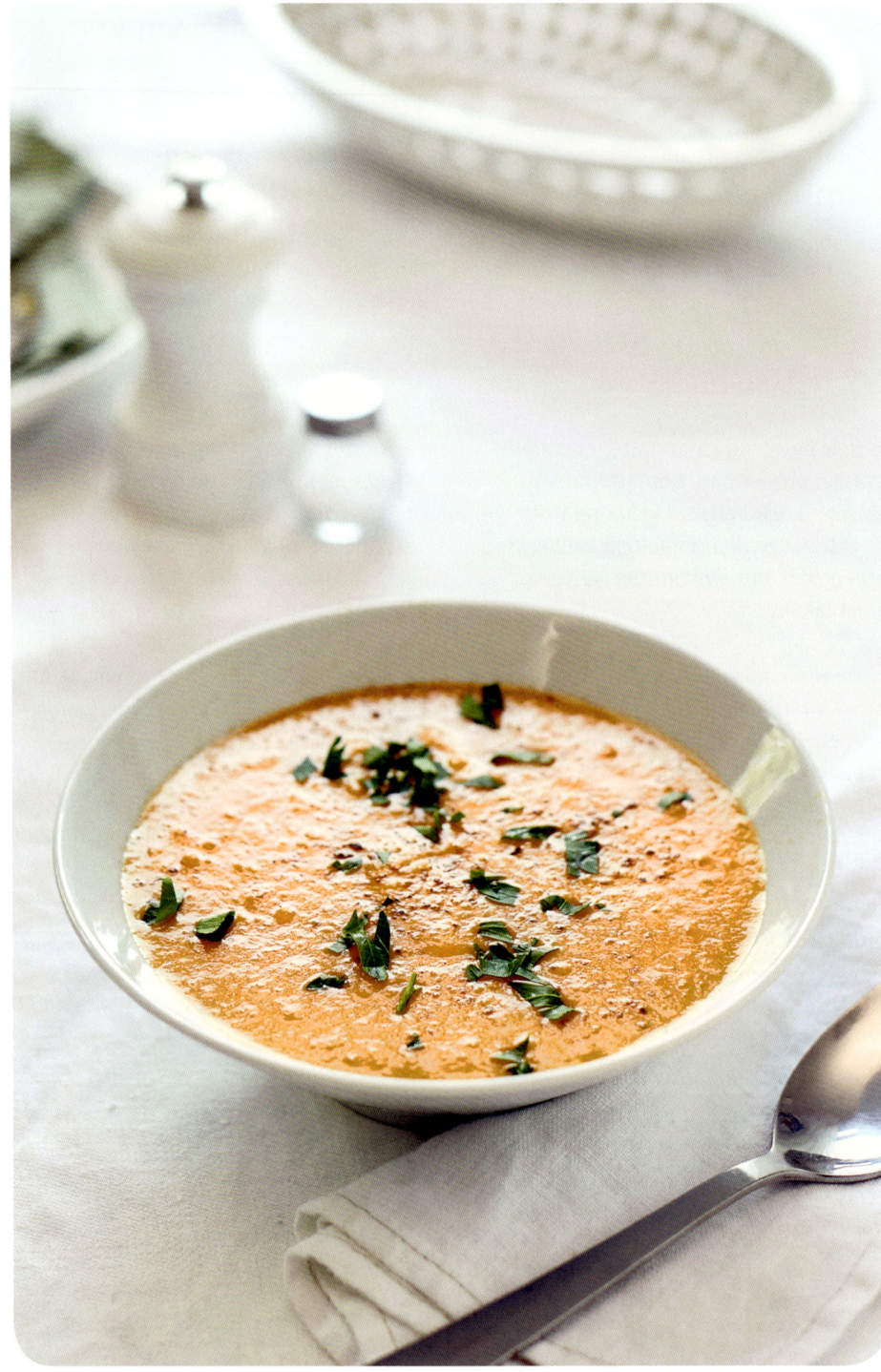

Bekömmlich

Hokkaido-Kürbissuppe

Für 2 Personen
⊘ 55 Min.

500 g Hokkaido-Kürbis • 1 EL Rapsöl • 1 l Gemüsebrühe • 150 ml magere Milch oder Sojadrink • Muskatnuss • Salz

● Kürbis teilen, Kerne herauskratzen und das Fruchtfleisch in grobe Würfel schneiden. In einem großen Topf Rapsöl erhitzen, Kürbisfleisch dazugeben und mit Gemüsebrühe ablöschen.

● Salz dazugeben und alles etwa 30 Minuten auf leichter Flamme köcheln lassen, bis der Kürbis weich ist.

● Milch unterrühren und die Suppe nochmals zum Kochen bringen. Suppe mit dem Pürierstab fein pürieren. Suppe mit geriebener Muskatnuss und Salz abschmecken.

Das Rezept zum Coverfoto

Grüne Suppe

Für 2 Personen
⊘ 20 Min.

1 mittelgroße Zucchini • 100 g TK-Erbsen • Salz • 1 TL körnige Gemüsebrühe • ¼ Bund Petersilie • 1 EL Maiskeimöl

● Zucchini waschen und kleinwürfelig schneiden. Mit den Erbsen in ausreichend Wasser (ca. ¾ l) weich kochen.

● Mit körniger Gemüsebrühe würzen, pürieren und mit Salz abschmecken. Sollte die Suppe zu dick sein, nochmals Wasser zugeben und aufkochen lassen.

● Blätter der Petersilie von den Stängeln zupfen, klein hacken und zu der Suppe dazugeben. Öl hinzufügen und nochmals schaumig pürieren.

Tipp Geben Sie ein paar gekochte Erbsen als Einlage auf die Seite und streuen Sie diese vor dem Servieren auf die fertige Suppe.

Weckt Kindheitserinnerungen
Hühnersuppe

Für 4 Personen
⏱ 15 Min. + 1½ Std.

1 Suppenhuhn • 4 Karotten • 3 Sellerie •
1 Bund Petersilie • 1 kleines Stück Ingwer •
2 Lorbeerblätter • Salz

● Das vorbereitete Huhn mit dem gewaschenen Gemüse, Ingwerscheiben, den Lorbeer- und Petersilienblättern in einen großen Topf legen und so viel Wasser dazugeben, dass das Huhn vollständig damit bedeckt ist.

● Bei mittlerer Hitze mindestens 1,5 Stunden kochen lassen. Bei Bedarf Flüssigkeit nachfüllen. Das Huhn sollte immer bedeckt sein.

● Suppe abseihen und salzen. Gemüse und Hühnerfleisch klein schneiden. Zu Beginn der Stufe 2 Suppe nur mit Gemüse essen, am Ende von Stufe 2 kann auch das Fleisch mitgegessen werden.

Das passt dazu als Einlage Grießnockerln oder Suppennudeln

Bringt Abwechslung
Asiatische Nudelsuppe

Für 2 Personen
⏱ 30 Min.

50 g Glasnudeln • 1 Karotte • 200 g Chinakohl • 2 EL Sesam- oder Erdnussöl • 1 l Gemüsebrühe

● Glasnudeln 10 Minuten lang in heißem Wasser einweichen, anschließend durch ein Sieb abgießen. Karotte waschen, schälen und in feine Scheiben schneiden.

● Chinakohl in feine Streifen schneiden. Kurz in etwas Öl anbraten, mit heißer Gemüsebrühe aufgießen und mindestens 20 Minuten ganz weich kochen lassen.

● Dann die Glasnudeln dazugeben und etwa 5 Minuten fertig garen.

Tipp Noch verträglicher ist die Suppe, wenn Sie anstatt des Chinakohls Zucchinistreifen verwenden. Wenn Sie später auf die leichte Vollkost übergehen, können Sie diese Suppe auch noch mit etwas Sojasauce, Lauch und frischem geriebenem Ingwer verfeinern.

❯❯ Hühnersuppe

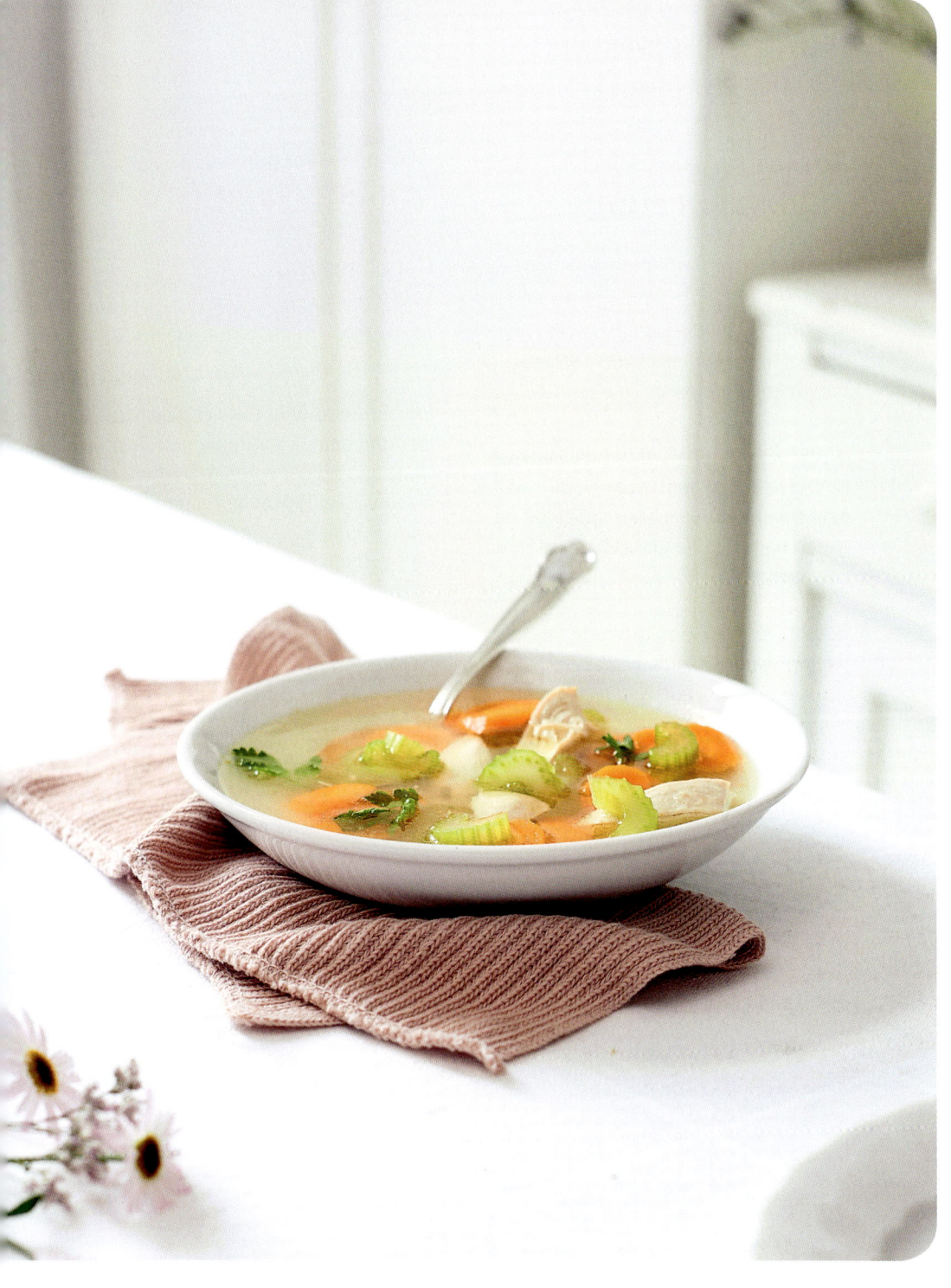

Leicht süßlich und cremig

Pastinakensuppe

Für 2 Personen
⊘ 25 Min.

250 g Pastinaken • 1 kleine Kartoffel •
500 ml Gemüsebrühe • Salz • 1 EL gehackte Petersilie

● Pastinaken und Kartoffel schälen und
in Würfel schneiden. In der Gemüsebrühe weich dünsten. Anschließend pürieren und mit Salz und gehackter Petersilie würzen.

● Sollte die Suppe zu dick sein, noch
weitere Gemüsebrühe zugießen.

Als Einlage für Brühe und Suppe

Grießnockerln

Für 2 Personen
⊘ 1 Std.

100 g feiner Grieß • 3 EL Butter • 1 Ei •
Salz • Pfeffer

● Der Grieß wird mit der weichen But-
ter und dem Ei sorgfältig verrührt. Mit
Salz und Pfeffer würzen. Nun soll die
Masse etwa ½ Stunde ziehen.

● In einem ausreichend großen Topf
Wasser mit Salz zum Kochen bringen.
Aus der Nockerlnmasse mithilfe von
zwei Löffeln Nockerln formen und in das
leicht kochende Wasser legen.

● Etwa 10 Minuten leicht kochen lassen,
dann noch weitere 15–20 Minuten (je
nach Größe der Nockerln) ziehen lassen.
Aus dem Wasser nehmen und mit der
Suppe servieren.

Lauwarm oder kalt essen
Apfelkompott

Für 2 Personen
⊘ 15 Min.

½ kg Äpfel • ½ l Wasser • 2 EL Zucker •
1 Zimtstange • 2 Gewürznelken

● Äpfel waschen, schälen, Kerngehäuse
entfernen und in Viertel oder Achtel zerkleinern.

● Mit Wasser, Zucker und Gewürzen
aufkochen und bei milder Hitze weich
dünsten lassen (je nach Apfelsorte und
Größe der Apfelstücke 5–8 Minuten). Etwas abkühlen lassen.

Tipp Kann auch im Kühlschrank
2–3 Tage aufbewahrt werden.

Als Dessert oder süße Beilage
Birnenkompott

Für 2 Personen
⊘ 15 Min.

½ kg Birnen • ½ l Wasser • 1 Zimtstange •
2 Gewürznelken • einige Rosinen • 1–2 EL
Zucker

● Birnen waschen, schälen, vierteln und
entkernen. Wenn gewünscht in noch
kleinere Stücke schneiden.

● Mit dem Wasser, Zimt und Nelken
aufkochen, Rosinen dazugeben und bei
milder Hitze in etwa 5 Minuten weich
dünsten lassen und mit Zucker abschmecken.

● Abkühlen lassen. Genießen Sie das
Birnenkompott lauwarm oder kühl.

Die klassische Zubereitungsart
Kartoffelpüree

Für 2 Personen
⊘ 45 Min.

8 große, mehlig kochende Kartoffeln •
150 ml Magermilch • 1 TL Butter • Salz •
Muskatnuss

● Kartoffeln in der Schale weich kochen.
Schälen und noch heiß durch eine Kar-
toffelpresse drücken.

● Magermilch mit Butter heiß werden lassen. Kartoffelmasse mit einem
Schneebesen einrühren. Je nach Konsistenz eventuell noch etwas Milch nachgießen.

● Mit Salz und geriebener Muskatnuss
abschmecken.

Orientalisch angehaucht
Indischer Reis mit Rosinen

Für 2 Personen
⊘ 45 Min.

1 Tasse Basmatireis • 2 EL Öl oder Butter •
1 TL Zimt • je 1 Prise Nelkenpulver, Koriander, Kardamom • 1 Prise Salz • 3 Tassen
Gemüsebrühe • 2 EL Rosinen

● Reis gründlich waschen. Öl oder Butter erhitzen, Reis, Gewürze und Salz dazugeben, kurz anschwitzen lassen und
mit Gemüsebrühe aufgießen. Weich kochen lassen. Die Rosinen unterrühren
und noch 10–20 Minuten quellen lassen.

Variante Sie können zur Variation noch
50 g gehackte Mandeln und 1 TL abgeriebene Zitronenschale unter den Reis
rühren.

❯❯ Indischer Reis mit Rosinen

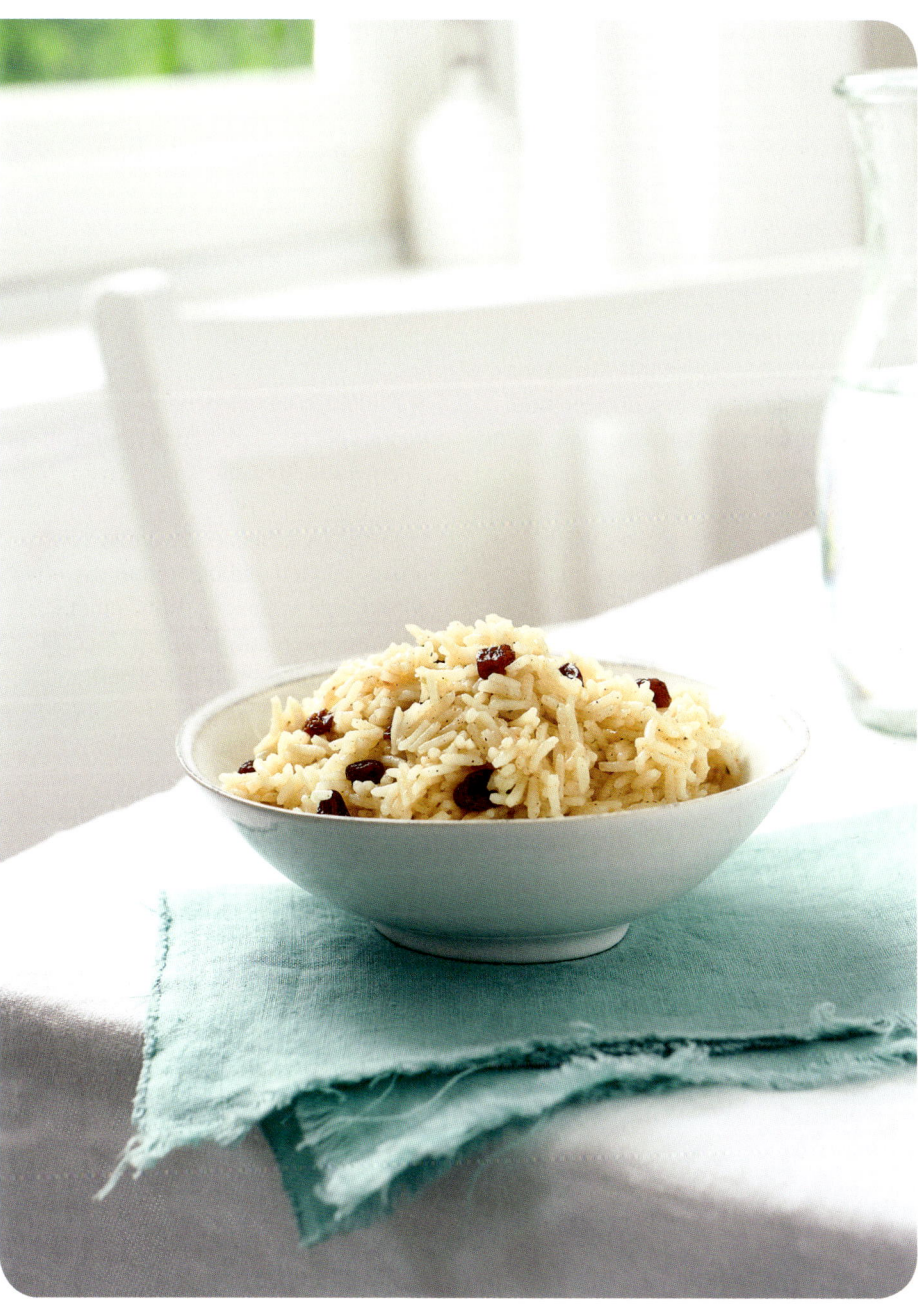

Mit Zimt, Kakao oder Butter verfeinern
Milchreis

Für 2 Personen
⊘ 30 Min.

4–5 EL Rundkornreis • ½ l (Mager-)Milch •
1–2 EL Zucker

● Reis unter fließendem Wasser heiß
und kalt waschen. Milch mit dem gewaschenen Reis zum Kochen bringen und
bei geringer Hitze so lange kochen, bis
der Reis weich ist.

● Wird der Milchreis zu dick, Milch
nachgießen. Zucker dazugeben und
warm genießen.

Italienische Gemüsesuppe
Minestrone

Für 2 Personen
⊘ 30 Min.

250 g Spiralnudeln • 100 g Karotten • 100 g
Brokkoli • 100 g Zucchini • 1 l Gemüsebrühe • Salz • Pfeffer • 1–2 EL gehackte Petersilie

● Nudeln in ausreichend Salzwasser
weich kochen, abgießen und mit kaltem
Wasser abschrecken.

● In der Zwischenzeit Karotten waschen, schälen und in Streifen von etwa
5 cm Länge schneiden. Brokkoli in Röschen zerteilen und waschen. Zucchini
waschen und ebenfalls in Streifen
schneiden.

● Gemüse in der Gemüsebrühe weich
kochen, gekochte Nudeln hinzufügen
und mit Salz und Pfeffer abschmecken.

● Zum Schluss die gehackte Petersilie
darüberstreuen.

Schmeckt nach Urlaub!

Zucchini-Risotto

Für 2 Personen
⊘ 30 Min.

200 g Rundkornreis oder Risottoreis •
400 g Zucchini • 1 l Gemüsebrühe •
½ Bund Petersilie • Salz • Pfeffer

● Reis unter fließendem Wasser gründlich waschen. Gut abtropfen lassen. Zucchini waschen und in Würfel schneiden.

● Reis mit der Gemüsebrühe aufkochen lassen, Zucchiniwürfel dazugeben und bei kleiner Hitze den Reis weich kochen.

● Petersilie waschen, Blätter von den Stängeln zupfen und klein hacken. Risotto nach Bedarf mit Salz und Pfeffer abschmecken und mit Petersilie garniert servieren.

Hirse ist ein leckerer Eisenlieferant

Hirsotto mit buntem Gemüse

Für 2 Personen
⊘ 30 Min.

150 g Hirse • 400 ml Gemüsebrühe • 1 Lorbeerblatt • 200 g gemischtes Gemüse (Karotten, Zucchini, Sellerie, Erbsen – was vertragen wird) • 1 Prise Muskatnuss • Salz • 2 EL Petersilie (fein gehackt)

● Hirse heiß waschen. Gemüsebrühe mit Lorbeerblatt aufkochen, Hirse einrühren und auf kleiner Flamme köcheln, bis die gesamte Flüssigkeit aufgesogen und die Hirse weich ist. Dabei öfters umrühren.

● Vom Herd nehmen und noch weitere 15 Minuten zugedeckt quellen lassen. Lorbeerblatt herausnehmen.

● Gemüse waschen, putzen und würfeln. In etwas Wasser weich dünsten. Hirse mit Gemüse mischen. Mit Muskatnuss und Salz würzen.

● Aus der Masse mit einem nassen Löffel Nockerln ausstechen. Auf 2 Teller setzen und mit Petersilie bestreut servieren.

Das passt dazu Karottenpüree

Rezepte für Stufe 3

Jetzt geht es in Richtung Normalkost. Doch es wird noch auf Salat, rohes Gemüse, fettreiche Wurst- und Fleischspeisen und anderes schwer Verdauliches verzichtet.

Beachten Sie bitte auch Ihre persönlichen Verträglichkeiten und lassen für Sie Unverträgliches lieber weg. Statt normaler Milch können Sie laktosefreie Milch oder Sojamilch verwenden. Wenn Ihnen bestimmte Früchte nicht bekommen, tauschen Sie diese gegen bekömmliche aus.

Die meisten Rezepte sind so konzipiert, dass sie bei allen Magen-Darm-Erkrankungen gut vertragen werden. Sie sind also ideal für den Kostaufbau (Stufe 3) bei Gastritis, Magengeschwür, Zwölffingerdarmgeschwür, Morbus Crohn, Colitis ulcerosa, Kurzdarmsyndrom und Magenresektion geeignet. Falls es für ein Rezept Einschränkungen gibt, finden Sie diese Information jeweils unter dem Rezept:

Bedingt geeignet bei: Morbus Crohn, Colitis ulcerosa, Magenresektion

Ersetzen Sie bei Rezepten mit diesen Einschränkungen die Milch einfach mit laktosefreier Milch oder auch Sojamilch, und schon sind sie auch bei den genannten Indikationen verträglich.

Einige wenige Rezepte sind beim Kurzdarmsyndrom nicht zu empfehlen. Dies erkennen Sie an folgendem Hinweis:

Nicht geeignet bei: Kurzdarmsyndrom

In den Rezepten ist herkömmliches Öl angegeben. Wenn Sie an Fettverdauungsstörungen leiden, dann können Sie das angegebene Fett durch MCT-Fette in einem für Sie passenden Ausmaß ersetzen.

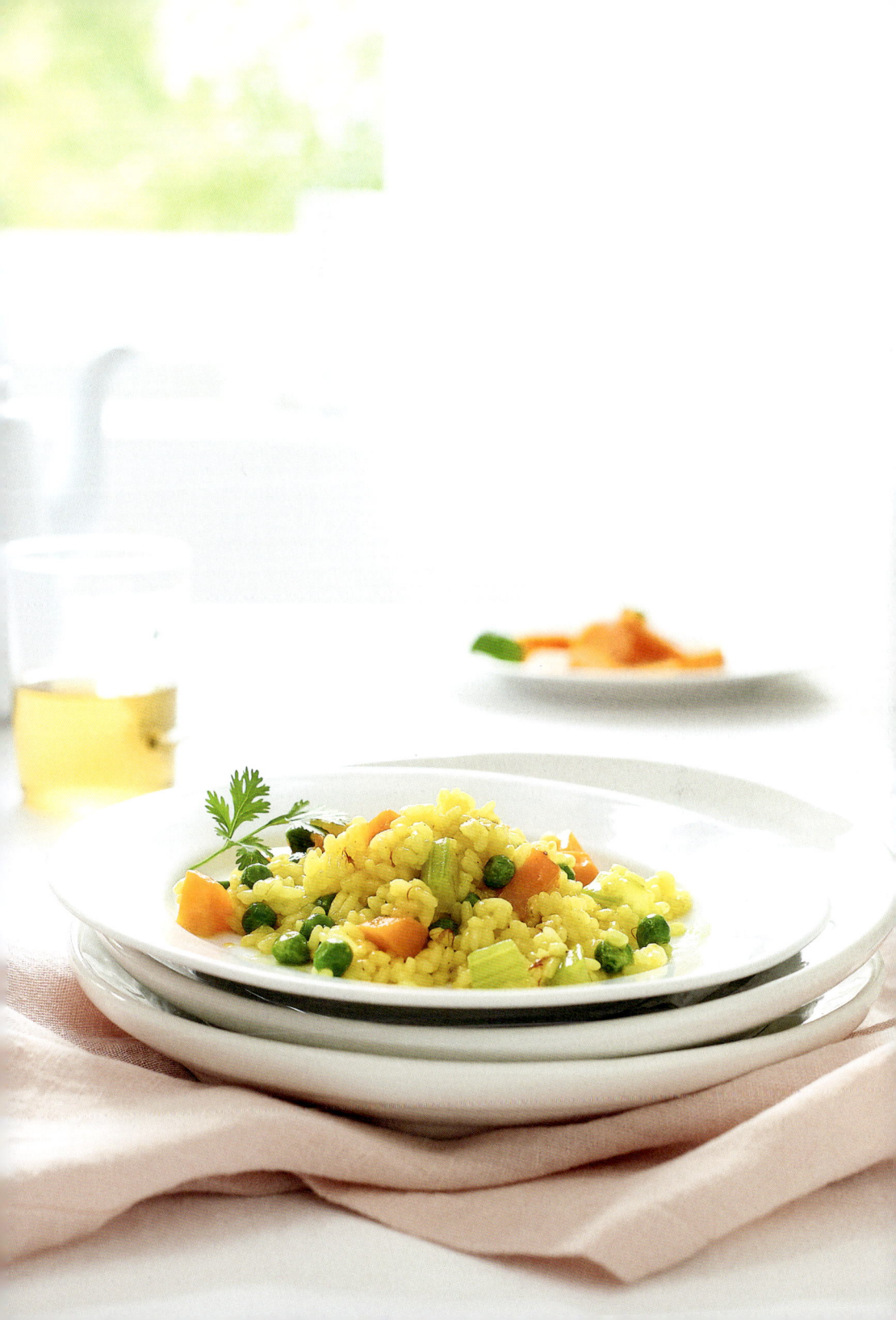

FRÜHSTÜCKSIDEEN

Für jede Tageszeit geeignet
Getreidebrei-Grundrezept

Für 1 Person
⏱ 15 Min.

250 ml Flüssigkeit (Wasser, Milch oder
Brühe etc.) • 50 g Grieß oder Flocken, evtl.
auch feiner Getreideschrot • 1 Prise Salz
Bei süßem Brei
etwas Zimt, Vanille oder Kardamom •
1–2 TL gehackte Mandeln, Mandelmus,
Honig oder Kokosflocken • 2 EL klein ge-
schnittenes Obst (gedünstet)
Bei pikantem Brei
2 EL gedünstetes Gemüse • 1 TL frische
Kräuter • Tofu nach Geschmack (gewürfelt
oder gerieben)

● Flüssigkeit aufkochen, Getreide einrühren, salzen, etwa eine Minute leicht
köcheln lassen und zugedeckt quellen
lassen. Je nach Geschmack mit verschiedenen Zutaten verfeinern.

Tipp Es eignen sich dafür alle möglichen
Getreide wie Hirse, Reis, Grieß, Buchweizen und auch Getreideschrote aus
Hafer, Weizen oder Dinkel. Sie können
Wasser, Milch, Reismilch, Sojamilch, Haferdrink oder auch Gemüsebrühe verwenden.

Bedingt geeignet bei Morbus Crohn, Colitis ulcerosa, Pankreatitis

Schnelles Frühstück
Trinkmüsli mit Mandeln

Für 2 Personen
⏱ 5–8 Min.

1 Apfel • 1 Banane • 1 EL Weizenkeime •
2 EL gemahlene Mandeln • 500 ml Vanille-
haferdrink • 2 EL Haferschmelzflocken

● Apfel und Banane schälen und in
grobe Stücke schneiden. In ein hohes
Rühr- oder Mixgefäß geben. Mit Wei-
zenkeimen und gemahlenen Mandeln
vermengen und mit dem Vanillehafer-
drink aufgießen.

● Mit dem Pürierstab oder dem Stand-
mixer pürieren und eventuell Haferschmelzflocken unterrühren. Sollte sich
der Apfel nicht ordentlich pürieren lassen, vorab reiben. In hohe Gläser gießen
und genießen.

❯❯ Trinkmüsli mit Mandeln

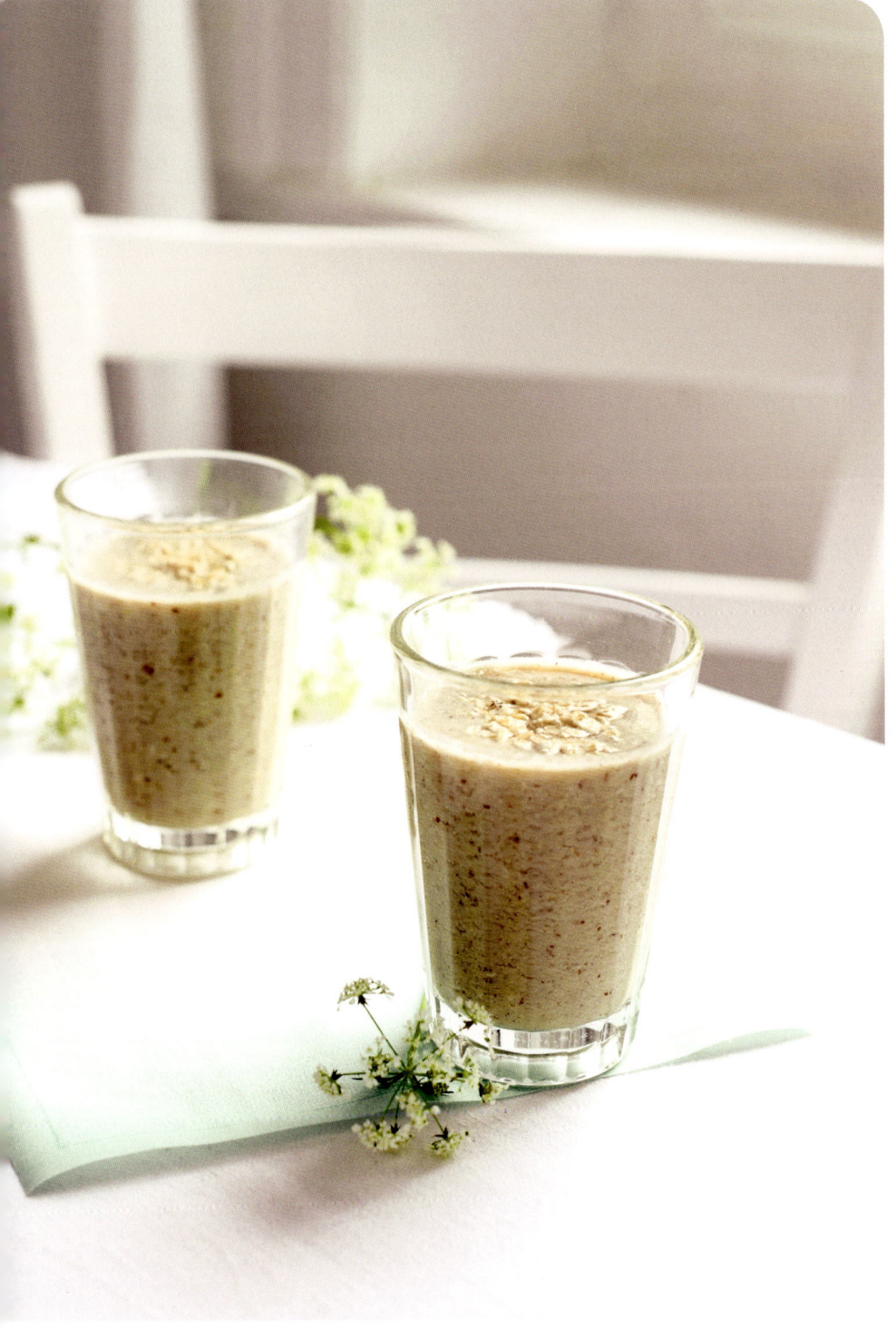

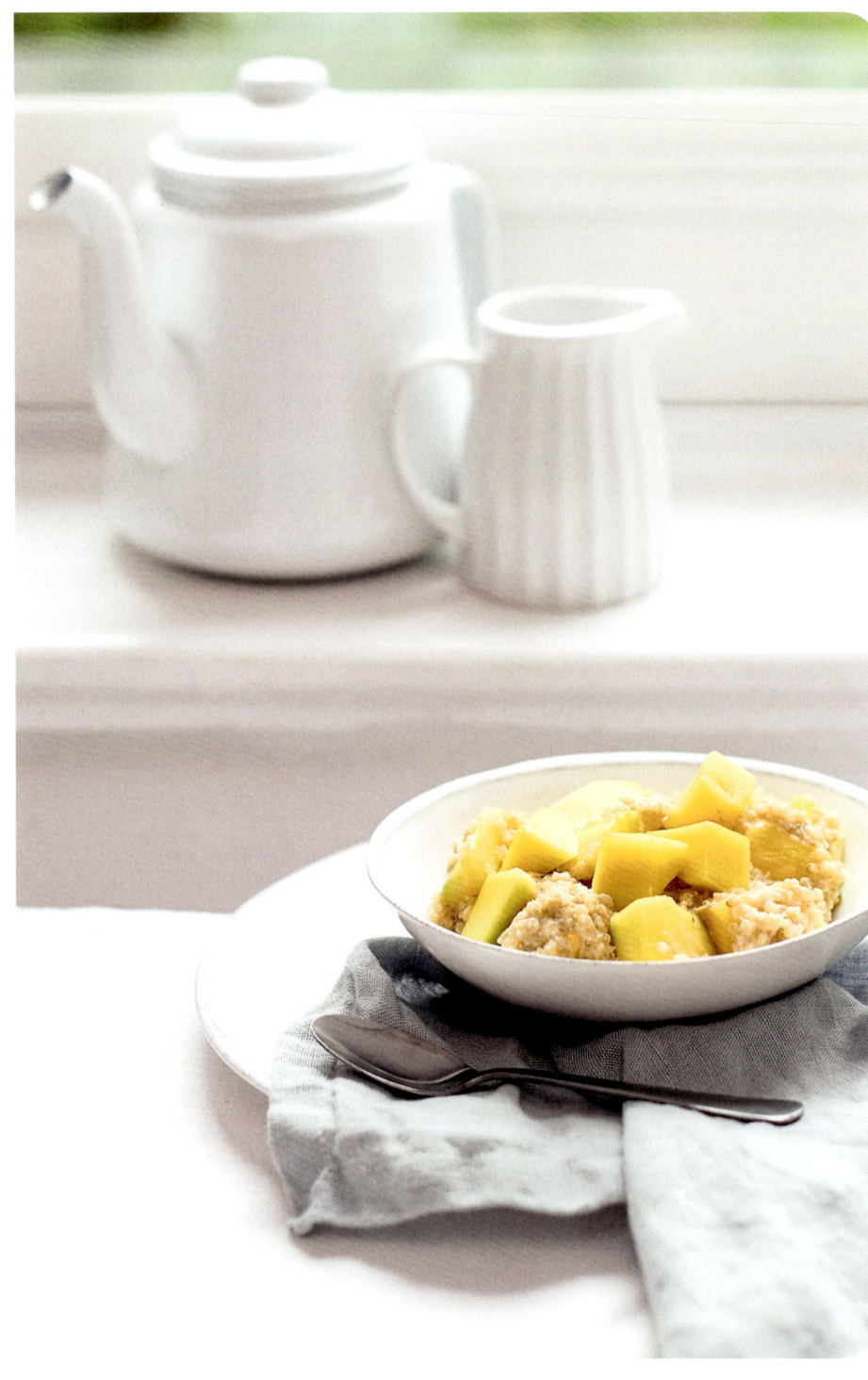

Wärmt herrlich

Winterlicher Quinoa-Brei mit Mango

Für 4 Personen
⊘ 30 Min.

300 ml Haferdrink • 100 g Quinoa • 1 cm frische Ingwerwurzel • 2 EL Honig • 1 Mango • Zimt nach Geschmack

● In einem Topf Haferdrink mit Quinoa aufkochen und Quinoa bei kleiner Hitze in 15–20 Minuten weich kochen.

● In der Zwischenzeit Ingwer schälen und ganz fein schneiden (oder durch die Knoblauchpresse drücken). Gemeinsam mit dem Honig zum Quinoa geben.

● Mango schälen und in mundgerechte Stücke schneiden. Mango unter den Brei mischen, mit etwas Zimtpulver bestreuen und am besten noch lauwarm servieren.

Fruchtig-cremig

Erdbeerquark mit Minze

Für 4 Personen
⊘ 10 Min.

200 g Erdbeeren • 3 EL Zucker • ½ Bund Minze • ½ unbehandelte Zitrone • 250 g Magerquark • 50 ml Sahne • 1 EL Ahornsirup

● Erdbeeren waschen, putzen und in kleine Stücke schneiden. Zwei Drittel davon gemeinsam mit dem Zucker mit dem Pürierstab pürieren.

● Minze waschen und trockenschütteln. Die Blätter abzupfen und fein hacken. Zitrone heiß waschen und Schale fein abreiben.

● Quark mit Sahne, Erdbeermus, gestückelten Erdbeeren, Minze und Zitronenschale gut verrühren. In 4 Schüsselchen füllen und den Ahornsirup darüberträufeln.

Bedingt geeignet bei Morbus Crohn, Colitis ulcerosa, Pankreatitis

FRÜHSTÜCKSIDEEN

◂◂ Winterlicher Quinoa-Brei mit Mango

Pürierte Banane ist sehr bekömmlich

Bananencreme

Für 4 Personen
⊘ 10 Min.

1 unbehandelte Limette • 2 Bananen •
2 EL Cremehonig • 1 Prise Nelkenpulver •
1 Stück frischer Ingwer (ca. 1 cm)

● Limette heiß waschen und Schale abreiben. Die Bananen schälen, in grobe
Stücke schneiden und mit dem Honig
mit dem Pürierstab pürieren.

● Püree mit abgeriebener Limetten-
schale und Nelkenpulver abschmecken.
Wenn Sie möchten, können Sie auch Ingwer schälen, fein reiben und dazugeben.

Tipp Wenn Sie Zitronensaft vertragen,
können Sie auch die Limette auspressen
und Saft dazugeben.

Wärmende Wohltat

Guten-Morgen-Brei

Für 1 Person
⊘ 5 Min.

125 ml Milch • 1 kleine Birne • 3 EL Instant-
haferflocken (Säuglingsregal) • ½ TL Weizenkeime • 1 Msp. Zimt • etwas Honig oder
Ahornsirup

● Milch erwärmen. Birne schälen, entkernen und raspeln. Haferflocken mit
Birne und Milch vermischen. Weizenkeime und Zimt untermengen. Eventuell
mit etwas Ahornsirup oder Honig süßen.

Frühstück to go
Overnight Oats

Für 2 Personen
⊘ 10 Min.

1 reife Banane, zerdrückt • 80 g zarte Haferflocken • 250 ml Haferdrink • 2 TL Kakaopulver • 1 Prise Salz • 300 g frische Früchte (nach Verträglichkeit)

● Alle Zutaten (bis auf die frischen Früchte) in zwei gut verschließbare Einmachgläser füllen, Deckel aufsetzen und die Mischung kräftig durchschütteln, bis alles gleichmäßig vermischt ist.

● Das Glas über Nacht in den Kühlschrank stellen und am nächsten Tag mit frischen Früchten genießen.

Herrlich schokoladig
Schoko-Sanddorn-Quark

Für 4 Personen
⊘ 5 Min.

30 g Zartbitterschokolade • 250 g Magerquark • 3 EL Sanddornpüree

● Schokolade in Stücke brechen und sehr fein hacken. Quark mit Sanddornpüree verrühren und die Schokolade untermischen.

Variante Sie können die Schokolade auch weglassen und stattdessen etwas Kakaopulver unter den Quark mischen.

FRÜHSTÜCKSIDEEN

FRÜHSTÜCKSIDEEN

Schön fürs Sonntagsfrühstück
Quarkzopf

Für 1 großen Zopf
⏲ 20 Min. + 20 Min. Backzeit

200 g Magerquark • 6 EL Milch • 6 EL Öl •
1 Ei • 80 g Zucker • 1 Päckchen Vanillezucker • 400 g Mehl • 1 Päckchen Backpulver • 1 Eigelb • 1 EL Milch • 3 EL Sesamsamen

● Quark mit 6 EL Milch, Öl, Ei, Zucker
und Vanillezucker verrühren. Das Mehl
mit dem Backpulver mischen. Die Hälfte
des Mehls unter die Quarkmasse rühren,
dann das restliche Mehl unterkneten.

● Den Backofen auf 180 °C vorheizen
und das Backblech mit Backpapier auslegen. Den Teig dritteln. Die 3 Teigstü-
cke auf einer bemehlten Arbeitsfläche
zu 50 cm langen Rollen formen. Die Rollen zu einem Zopf flechten und auf das
Backpapier legen.

● Das Eigelb mit 1 EL Milch verrühren,
den Zopf damit bestreichen und mit Sesamsamen bestreuen. Im Ofen in 20 Minuten goldbraun backen.

Herzhafte Brötchenvariante
Gemüsebrötchen

Für etwa 12 Brötchen
⏲ 35 Min.

150 g Karotten • 250 g Magerquark •
2 Eier • 6 EL Milch • 6 EL Rapsöl • 100 g Puderzucker • ½ TL Salz • 500 g Dinkelmehl •
1 Päckchen Backpulver

● Karotten schälen und fein reiben.
Quark, Eier, Milch, Öl, Puderzucker und
Salz verrühren. Mehl, Backpulver und
Karotten unter die Quarkmasse kneten.

● Den Ofen auf 180 °C vorheizen. Backblech mit Backpapier belegen. Aus dem
Teig 12 kleine Brötchen formen, auf das
Backblech legen und im Ofen 15–20 Minuten backen.

Variante statt Karotten mit Kürbis oder
Zucchini

❯ Gemüsebrötchen

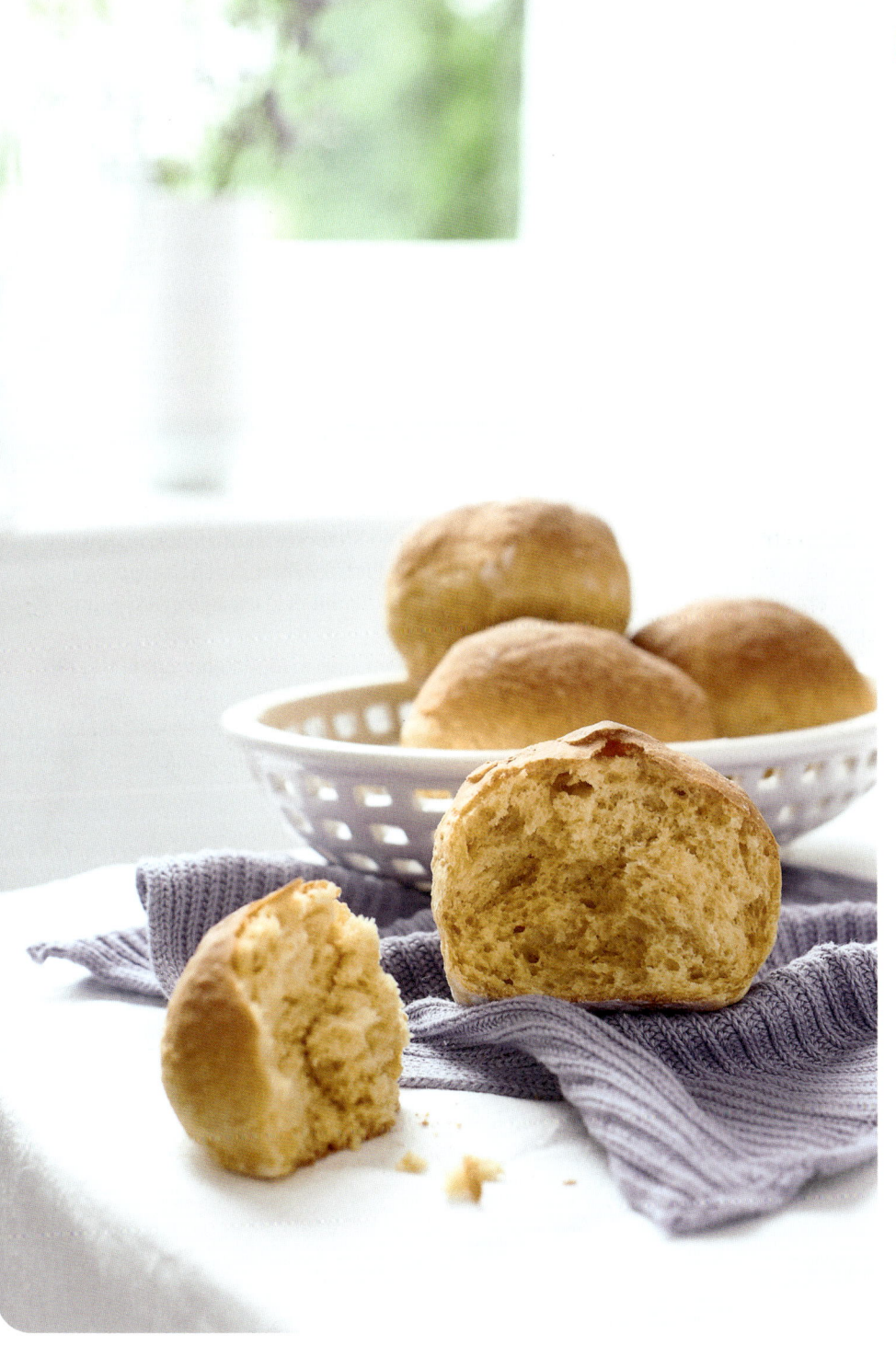

Frisch aus dem eigenen Ofen
Sesambrötchen

Für 12 Brötchen
🕐 20 Min. + 45 Min. Gehzeit + 35 Min. Backzeit

250 g Mehl • 250 g Roggenmehl • 1 EL Salz • 2 Päckchen Trockenhefe • 1 TL Zucker • ¼ l lauwarmer Kefir • 4 EL Öl • 4 EL Sesam

● Die beiden Mehlsorten mit dem Salz in einer Schüssel mischen. Hefe und Zucker daruntermischen. Kefir und Öl dazugeben und alle Zutaten etwa 10 Minuten lang kneten.

● Den Teig abgedeckt etwa 30 Minuten lang gehen lassen. Backofen auf 190 °C vorheizen. Backblech mit Backpapier auslegen. Teig nochmals gut durchkneten. Daraus 12 runde Brötchen formen und auf dem Backblech nochmals 15 Minuten gehen lassen.

● Teigoberfläche mit einem Messer sternenförmig einschneiden. Mit lauwarmem Wasser bestreichen und mit Sesam bestreuen. Im Ofen 30–35 Minuten backen.

Variante Anstatt mit Sesam können Sie die Brötchen je nach Geschmack auch mit Kümmel, Anis, Koriander oder Fenchelsamen bestreuen.

Zart, weich und süßlich
Milchbrötchen

Für ca. 12 Brötchen
🕐 20 Min. + 60 Min. Gehzeit + 30 Min. Backzeit

500 g glattes Mehl • 1 Päckchen Trockenhefe • 1 TL Salz • 1 TL Zucker • 50 g weiche Butter • 1 Ei • ¼ l lauwarme Milch

● Mehl in eine Schüssel geben, Hefe, Salz und Zucker darüberstreuen. Butter und Ei dazugeben, Milch dazugießen und alles zu einem glatten Teig verkneten.

● Den Teig abgedeckt an einem warmen Ort in einer Schüssel 45 Minuten gehen lassen. Den Backofen auf 200 °C vorheizen. Ein Backblech mit Backpapier auslegen.

● Den Teig erneut gut durchkneten, 12 Brötchen daraus formen und auf dem Backblech nochmals 15 Minuten gehen lassen.

● Die Teigoberfläche mit lauwarmem Wasser bestreichen und die Brötchen in den Ofen schieben. Auf ein weiteres Backblech 1 Tasse Wasser gießen und unten in den Ofen schieben. Die Brötchen im Ofen 25–30 Minuten backen.

Variante Wenn Sie einige Rosinen unter den Teig mischen, haben Sie leckere Rosinenbrötchen.

So ist Brokkoli für jeden verträglich

Brokkolisuppe mit Weißbrot

Für 4 Personen
⊘ 20 Min.

400 g Brokkoli • 1 l Hühner- oder Gemüse-brühe • Salz • Pfeffer • 1 EL Zitronensaft • 4 Scheiben Weißbrot

● Brokkoli putzen, in Röschen zerteilen, den Stiel entfernen und waschen. Brühe zum Kochen bringen und Brokkoli darin etwa 10 Minuten weich dünsten lassen.

● Die Hälfte der Suppe pürieren und wieder zur anderen Hälfte dazugeben. Mit Salz, Pfeffer und Zitronensaft ab-schmecken.

● Suppe erwärmen. Weißbrot toas-ten, halbieren, zwei Hälften in jeden Tel-ler geben, die Suppe darübergießen und servieren.

Mit wertvollen Fettsäuren

Avocadocremesuppe

Für 4 Personen
⊘ 15 Min.

2 reife Avocados • 1 l Hühner- oder Gemü-sebrühe • 250 ml Sahne • Salz • Pfeffer • Koriander

● Avocados halbieren, entsteinen, Fruchtfleisch mit einem Löffel herauslö-sen und mit einem Holzlöffel durch ein Plastiksieb in eine vorgewärmte Sup-penschüssel drücken.

● Brühe mit Sahne in einem Topf erhit-zen. Wenn sie heiß ist (sie soll aber nicht kochen!), das Avocadomus in den Topf rühren.

● Mit Salz und Pfeffer abschmecken. Eventuell mit frisch geschnittenem Kori-ander bestreuen. Warm oder abgekühlt servieren.

Bedingt geeignet bei Morbus Crohn, Colitis ulcerosa, Pankreatitis

SUPPEN

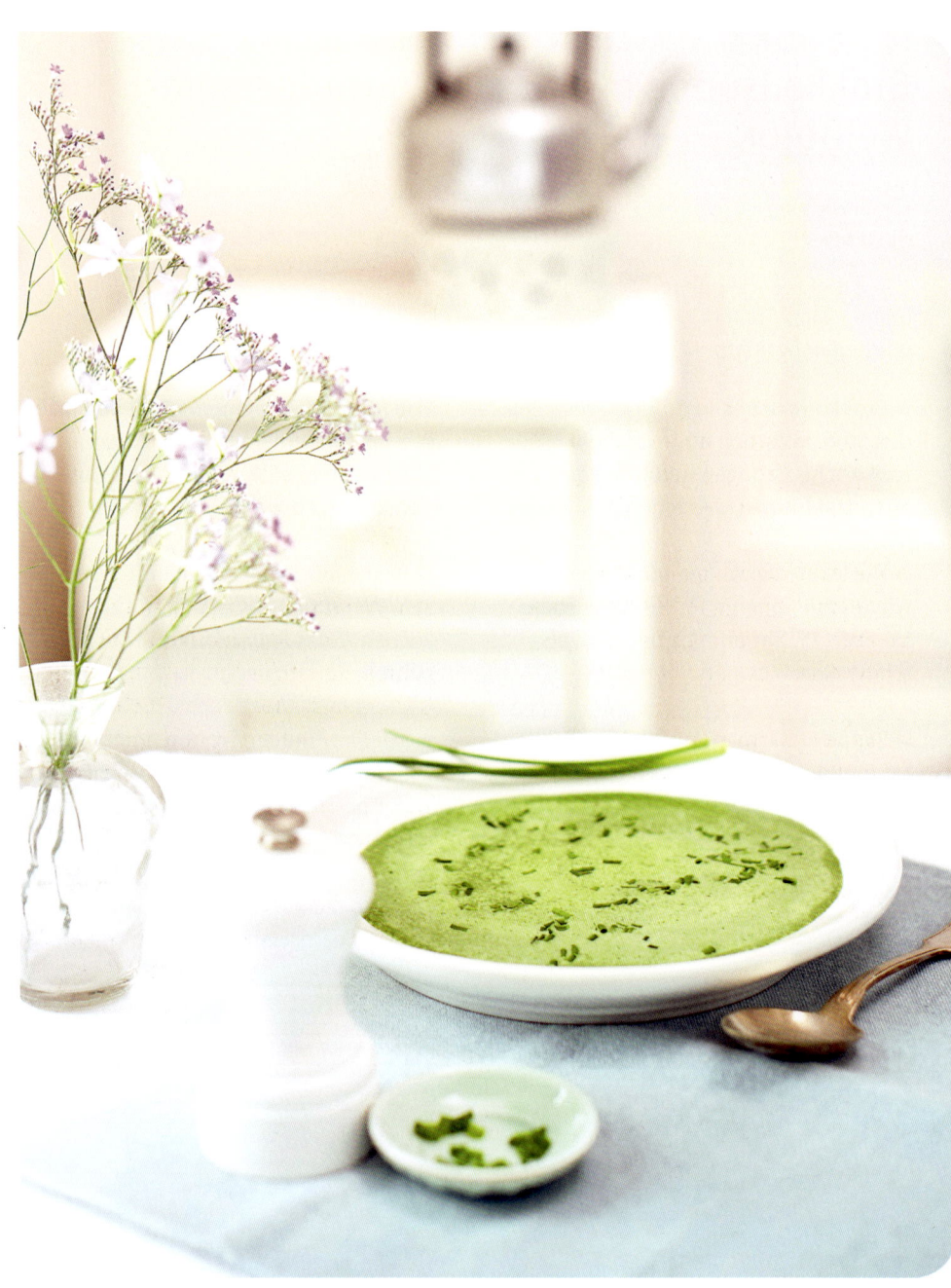

Schmeckt nach Frühling

Spinatcremesuppe

Für 4 Personen
⊘ 40 Min.

700 g frischer Spinat oder TK-Spinat •
2 EL Butter • 1,2 l Gemüsebrühe • 50 g Ko-
koscreme • Salz • Pfeffer • frisch gemahlener Muskat • 300 ml Sahne • 1 Bund
Schnittlauch, fein gehackt

● Frischen Spinat waschen und klein
hacken. TK-Spinat auftauen lassen und
ebenfalls klein schneiden.

● Butter in einem Topf bei mittlerer
Hitze erhitzen. Den Spinat hineingeben
und etwa 10 Minuten dünsten. Etwas
Brühe dazugeben und pürieren.

● Mit der restlichen Brühe, der Ko-
koscreme sowie Salz, Pfeffer und Muskatnuss etwa 15 Minuten lang köcheln.

● Zum Schluss Sahne einrühren und
Suppe nochmals erwärmen. Mit Schnittlauch garniert servieren.

Bedingt geeignet bei Morbus Crohn,
Colitis ulcerosa, Pankreatitis

Nicht geeignet bei Kurzdarmsyndrom

Schmeckt leicht exotisch

Karottensuppe mit Koriander

Für 4 Personen
⊘ 30 Min.

3 Stangen Lauch • 500 g Karotten • 4 EL
Butter • 1 EL gemahlener Koriander • 1,2 l
Gemüsesuppe • 150 ml Naturjoghurt •
Salz • Pfeffer • 2–3 EL frisch gehackter
Koriander

● Lauch waschen, in Scheiben schneiden, Karotten schälen, waschen und
ebenfalls in Scheiben schneiden.

● Butter in einem Topf zerlassen. Lauch
und Karotten dazugeben und gut umrühren. Koriander dazugeben, Gemüsebrühe dazugießen und aufkochen lassen.
Etwa 20 Minuten bei schwacher Hitze
köcheln lassen, bis das Gemüse weich
wird.

● Etwas abkühlen lassen, dann pürieren. 2 EL Joghurt dazugeben, mit Salz
und Pfeffer abschmecken und nochmals
erhitzen. (Nicht mehr kochen, sonst ge-
rinnt der Joghurt.)

● In Teller füllen, auf jede Portion einen
Löffel Joghurt geben und mit gehacktem
Koriander bestreut servieren.

SUPPEN

Gelingt leicht und lässt sich beliebig variieren

Gemüsecremesuppe

Für 4 Personen
⏲ 30 Min.

- 500 g Gemüse nach Wahl (Zucchini, Kartoffeln, Blumenkohl, Kürbis, Karotten, Sellerie, Fenchel)
- 1 EL Rapsöl
- ¾ l Gemüsebrühe
- 125 ml Sahne
- Salz

● Gemüse waschen, putzen und in kleine Stücke schneiden. Öl in einem Topf erhitzen, Gemüse dazugeben und bei milder Hitze anschwitzen lassen.

● Mit Brühe und Sahne aufgießen und das Gemüse weich dünsten lassen. Mit dem Pürierstab cremig rühren und anschließend mit Salz und Gewürzen (siehe Tipp) abschmecken.

● Zu Beginn können Sie weniger Sahne nehmen und dafür mehr Brühe. Die Suppe wird dadurch dünner und weniger energiereich.

Tipp Sie können diese Basis-Cremesuppe mit einer Gemüsesorte zubereiten oder mit zwei oder drei verschiedenen. Je nach Gemüse passen verschiedene Gewürze zum Verfeinern dazu. Zu einer Kartoffelsuppe passt gut Majoran, zu Zucchini Thymian, bei Blumenkohl vielleicht Petersilie, bei Kürbis, Sellerie und Fenchel Muskat, bei den Karotten eventuell Ingwer. Probieren Sie aus, was Ihnen am besten schmeckt. Mit Magermilch statt Sahne ist die Gemüsecremesuppe auch bei Morbus Crohn oder Colitis ulcerosa besser verträglich.

Bedingt geeignet bei Morbus Crohn, Colitis ulcerosa, Pankreatitis

SUPPEN

Neue Kreation

Melonen-Basilikum-Suppe

Für 4 Personen
⊘ 20 Min.

2 Honigmelonen • 2 EL Zucker • 175 ml Wasser • 1 Limone • 3 EL frisches Basilikum, gehackt • einige Basilikumblätter zum Garnieren

● Melonen halbieren und entkernen. 20 Bällchen herausstechen und beiseitestellen. Das restliche Fruchtfleisch im Mixer pürieren.

● In einem kleinen Topf Zucker, Wasser und abgeriebene Limonenschale verrühren, bis sich der Zucker aufgelöst hat. Dann aufkochen.

● Bei kleiner Hitze etwa 2–3 Minuten köcheln lassen. Den Topf vom Herd nehmen und kurz abkühlen lassen.

● Die Hälfte der Mischung mit dem Fruchtfleisch pürieren. Dann die zweite Hälfte unterrühren. Mit dem Limonensaft abschmecken.

● Zum Schluss das Basilikum einrühren, abkühlen lassen und mit den Basilikumblättern und den Melonenkugeln garnieren. Kalt servieren.

Schön cremige Suppe

Süßkartoffel-Pastinaken-Suppe

Für 4 Personen
⊘ 45 Min.

1 Lauchstange • 1 Stangensellerie • 350 g Süßkartoffeln • 175 g Pastinaken • 1 EL Rapsöl • 600 ml Gemüsebrühe • Salz • Pfeffer • 2 EL Petersilie

● Gemüse putzen und waschen. Süßkartoffeln und Pastinaken schälen und klein würfeln. Lauch und Stangensellerie in Scheiben schneiden.

● Öl in einem Topf erhitzen, das Gemüse sanft etwa 5 Minuten anbraten lassen. Ab und zu umrühren. Die Brühe dazugeben und zum Kochen bringen.

● Bei schwacher Hitze etwa 25 Minuten garen lassen. Mit Salz und Pfeffer abschmecken, die Suppe vom Herd nehmen und etwas abkühlen lassen.

● Die Suppe im Mixer pürieren. Den Topf ausspülen, Suppe zurückleeren und nochmals erwärmen. In Teller füllen und mit gehackter Petersilie servieren.

HAUPTGERICHTE

Knödel einmal anders
Schneebällchen

Für 4 Personen
⊘ 30 Min.

2 Brötchen vom Vortag • 100 ml Magermilch • 1 Ei • 1 Prise Muskatnuss, gerieben • 3 EL gehackte Petersilie

● Die Brötchen in einer Schüssel zerkrü-
meln. Milch mit Ei, Muskatnuss und Petersilie verquirlen. Über das Weißbrot
gießen und quellen lassen.

● Salzwasser zum Kochen bringen.
Hände anfeuchten und aus dem Teig
kleine Knödel formen. Ins kochende
Wasser geben und bei geringer Hitze so
lange im Wasser ziehen lassen, bis sie an
die Oberfläche kommen.

Das passt dazu jede Gemüsesauce

Schmeckt auch Gemüsemuffeln
Gemüseauflauf

Für 4 Personen
⊘ 50 Min.

500 g Karotten • 250 g Zucchini (oder Erbsen) • 4 Eier • 75 g saure Sahne • ¼ TL
Salz • 2–3 EL Sesamsamen

● Backofen auf 180 °C vorheizen. Karotten waschen, schälen und der Länge
nach halbieren bzw. vierteln. Zucchini
waschen und ebenfalls in Längsstreifen
schneiden.

● Eier mit saurer Sahne vermischen, mit
Salz würzen und 1 EL Sesam dazugeben.

● Eine Quicheform oder eine Springform fetten, die Eiermasse einfüllen, das
Gemüse darauf verteilen, mit dem restlichen Sesam bestreuen und im Backofen
in etwa 35 Minuten stocken lassen.

● Auflauf in Stücke schneiden und
gleich servieren.

❯ Gemüseauflauf

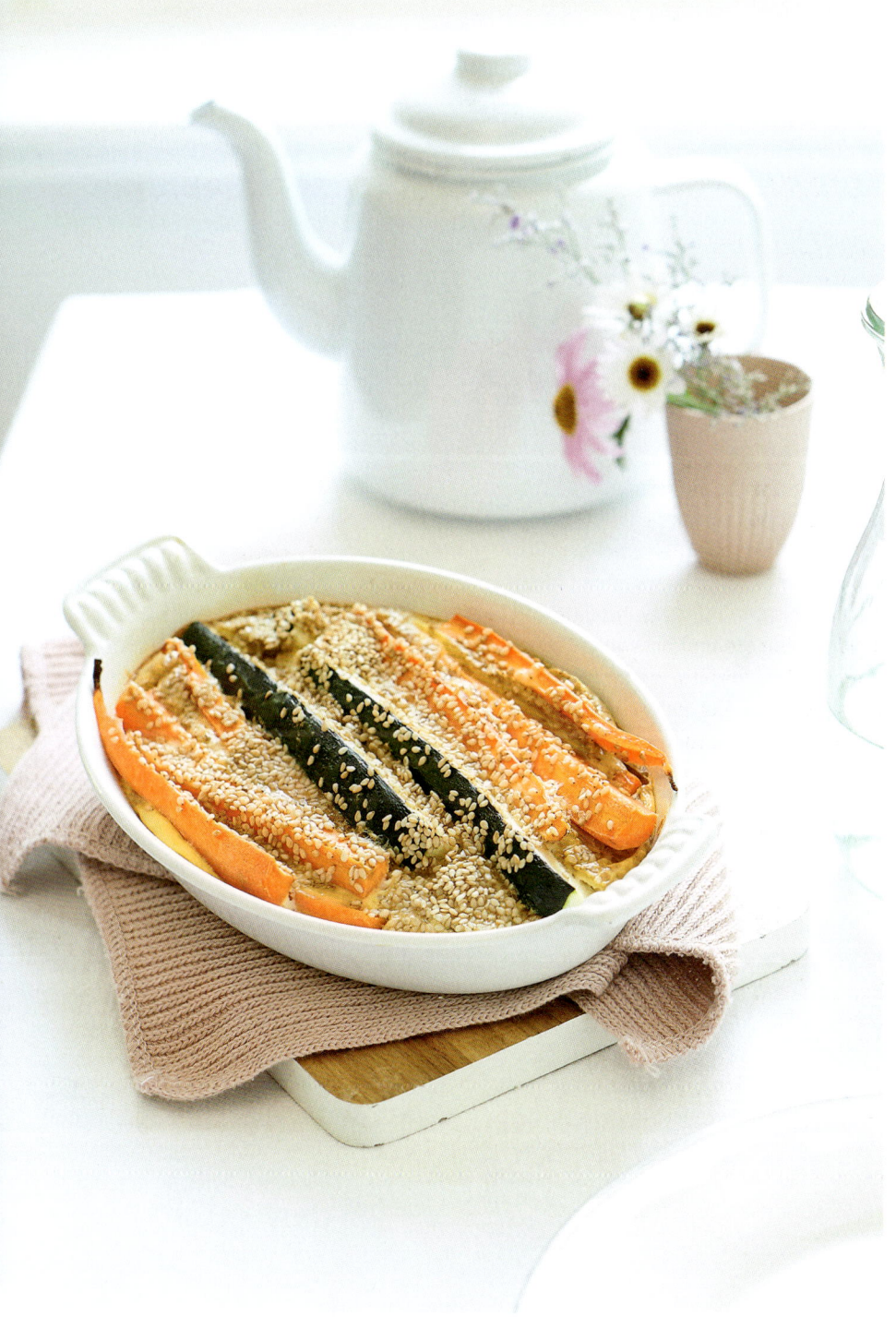

HAUPTGERICHTE

Da wird jeder zum Kürbisliebhaber
Kürbisstrudel

Für 4 Personen
⊘ 40 Min. (+ 45 Min. Backzeit)

800 g Kürbis • Salz • 1 EL Kümmel • 20 g Butter • 2 Eier • 1 Prise Muskat • 250 g Magerquark • 50 g saure Sahne • 2 Blätter Fertigstrudelteig

● Kürbis schälen, entkernen, grob raspeln, leicht salzen, kurz ziehen lassen und ausdrücken. Kürbisraspel in etwa 1 EL Butter anschwitzen und auf kleiner Flamme bissfest dünsten, mit Salz und Kümmel würzen und auskühlen lassen.

● Eier trennen. Butter mit Salz und geriebener Muskatnuss cremig rühren. Quark, Dotter, Kürbisraspel und saure Sahne unterrühren. Mit Salz abschmecken. Eiklar zu Schnee schlagen und unterheben.

● Backofen auf 180 °C vorheizen. Backblech mit Backpapier auslegen. Strudelteig laut Verpackung vorbereiten. Die Hälfte der Kürbismasse entlang des unteren Teigrandes auftragen, seitliche Teigränder einschlagen und den Strudel über die Fülle einrollen. In der gleichen Weise einen zweiten Strudel zubereiten. Die Strudel auf das Backblech legen und ca. 45 Minuten goldgelb backen.

Liefert Nährstoffe in geballter Form
Gemüsehirseauflauf

Für 4 Personen
⊘ 50 Min.

200 g Hirse • 600 ml Gemüsebrühe • 1 Lorbeerblatt • ½ TL Thymian • ½ TL Rosmarin • 500 g Gemüse nach Verträglichkeit • 2 EL Öl • Butter für die Auflaufform • 125 ml Sauerrahm • Salz • 50 g frisch geriebener Käse (nach Belieben) • einige Butterflöckchen

● Hirse mit heißem Wasser waschen. Hirse in Gemüsebrühe mit Lorbeerblatt, Thymian und Rosmarin aufkochen lassen. Dann auf kleiner Flamme weich köcheln lassen, dabei immer wieder umrühren. Vom Herd nehmen und mindestens 15 Minuten zugedeckt quellen lassen.

● Gemüse waschen, putzen und klein schneiden. In Öl das Gemüse andünsten und mit wenig Gemüsebrühe bissfest garen.

● Backofen auf 180 °C vorheizen. Auflaufform fetten. Die etwas abgekühlte Hirse mit Gemüse und Sauerrahm mischen, mit Salz abschmecken und in die Form streichen. Mit Käse bestreuen und mit Butterflöckchen belegen. Bei 180 °C etwa 20 Minuten lang backen.

Leichter, sommerlicher Genuss

Spinatknödel mit Joghurt-Kräuter-Sauce

Für 4 Personen
⊘ 40 Min. (+ Auftauzeit)

- 300 g passierter Spinat (tiefgekühlt) oder frischer Spinat
- 250 ml Magermilch
- 2 Eier

- 1 Prise geriebene Muskatnuss
- Salz
- 300 g Toastbrot
- 50 g Mehl

Joghurt-Kräuter-Sauce
- 500 ml Joghurt (1 % Fett)
- 4 EL gemischte frische oder TK-Kräuter
- Salz

● Spinat auf einem Teller auftauen lassen. Verwenden Sie frischen Spinat, muss dieser gewaschen und geputzt werden, anschließend blanchieren und feinst pürieren.

● Milch mit dem Spinat und den Eiern mit dem Schneebesen verquirlen. Mit Muskatnuss und Salz würzen.

● Toastbrot zu kleinen Würfeln schneiden und mit der Spinatmasse vermengen. Das Mehl dazugeben und etwa 20 Minuten ziehen lassen.

● Mit nassen Händen aus der Masse kleine Knödel formen und in kochendem Salzwasser bei leichter Hitze etwa 10 Minuten köcheln lassen.

● Für die Sauce Joghurt mit Kräutern vermischen und mit Salz abschmecken.

● Knödel aus dem Kochwasser vorsichtig herausnehmen, abtropfen lassen und mit der Joghurt-Kräuter-Sauce auf Teller geben und servieren.

Nicht geeignet bei Kurzdarmsyndrom

HAUPTGERICHTE

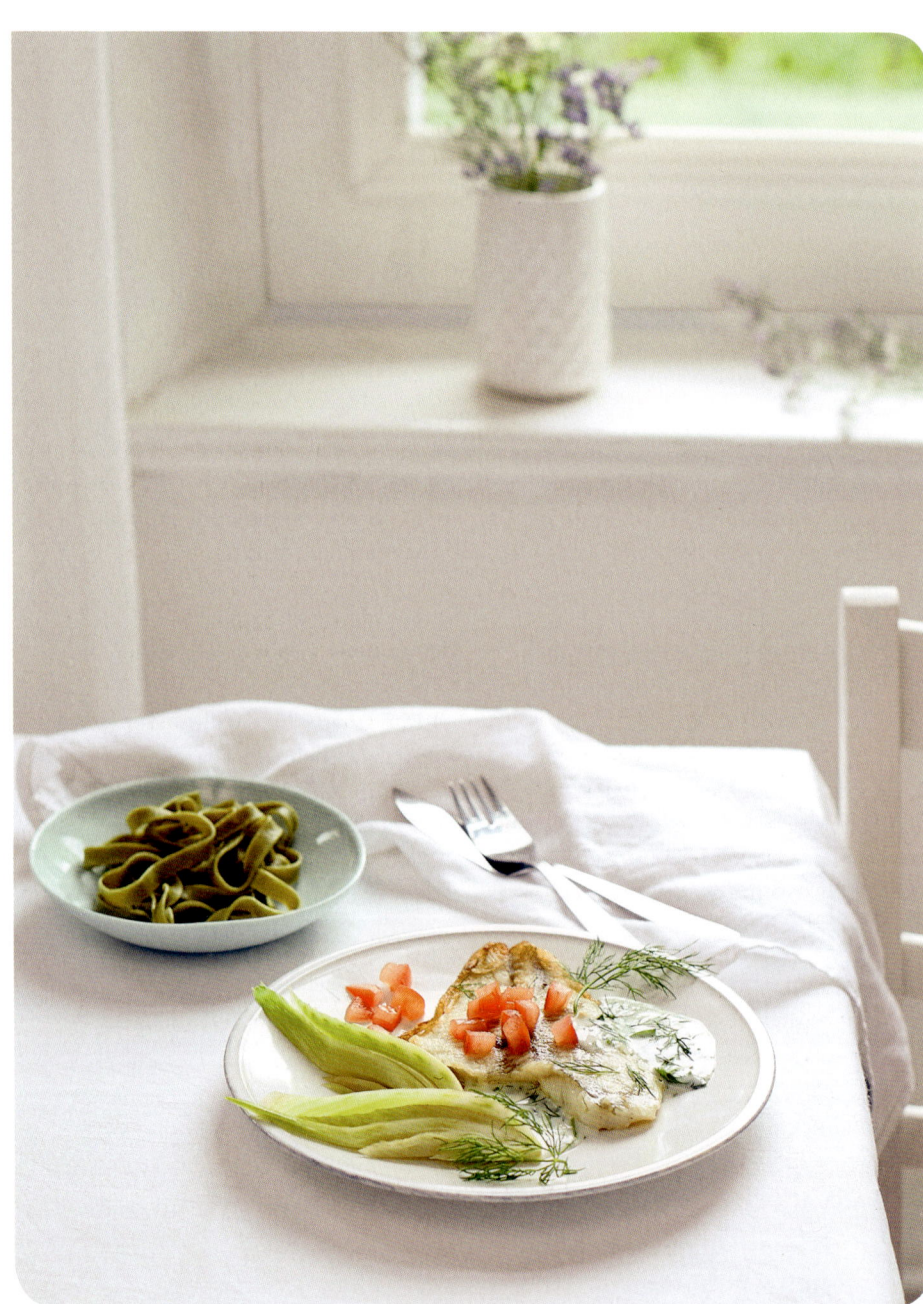

Je nach Angebot auch mit anderen Fischfilets möglich

Schollenfilet mit Fenchel

Für 4 Personen
⊘ 30 Min.

- 300 g grüne Bandnudeln
- 600 g Fenchel
- 3 TL Öl
- 4 Schollenfilets
- 1 Zitrone
- 2 EL Mehl

- Salz
- 2 gewürfelte Tomaten

Für die Sauce
- 2 TL Öl
- 1 EL Mehl
- 500 ml fettarme Milch

- 1 Zitrone
- Salz
- geriebene Muskatnuss
- frische gehackte Kräuter (Dill, Basilikum, Petersilie)

● Wasser mit Salz und 1 TL Speiseöl zum Kochen bringen und die Nudeln darin al dente kochen.

● Fenchel putzen, waschen, vierteln, den Strunk herausschneiden und in Salzwasser weich kochen.

● Für die Sauce Öl in einem kleinen Topf erhitzen und Mehl hinzugeben. Diese Mehlschwitze mit der Milch langsam aufgießen und dabei kräftig mit einem Schneebesen rühren, damit es keine Klümpchen gibt.

● Die Einbrennsauce mit Salz, Muskat und Zitronensaft abschmecken und zum Schluss die frischen, gehackten Kräuter unterheben.

● Die Schollenfilets mit Zitronensaft beträufeln, salzen und in 2 EL Mehl wenden. Zwei TL Öl bei mittlerer Hitze in einer Pfanne erhitzen und die Fischfilets etwa 3 Minuten auf jeder Seite goldbraun und knusprig braten.

● Die Nudeln mit dem Fenchel und den Fischfilets auf Tellern anrichten und mit der Kräutersauce überziehen. Mit frischen Kräutern und gewürfeltem Tomatenfruchtfleisch garnieren.

Köstliche Knödel aus dem Backofen

Hirse-Spinat-Klöße

Für 4 Personen
⊘ 50 Min.

- 175 g Hirse
- ½ l Gemüsebrühe
- 1 Lorbeerblatt
- 1 TL Kräuter der Provence
- 3 EL Butter

- 200 g frischer oder TK-Spinat
- 1 Prise Muskatnuss
- Salz
- 1 Ei

- Butter für die Form
- 125 ml Wasser
- etwas zerlassene Butter

● Hirse unter heißem Wasser gründlich waschen.

● Gemüsebrühe mit Lorbeerblatt und Kräutern der Provence aufkochen, Hirse einrühren und auf kleiner Flamme köcheln, bis die Flüssigkeit aufgesogen und die Hirse weich ist. Dabei immer wieder umrühren.

● Vom Herd nehmen, 2 EL Butter einrühren und noch 15 Minuten zugedeckt quellen lassen.

● Spinat putzen und waschen. In der restlichen Butter den Spinat andünsten und mit Muskatnuss und Salz würzen. Weich garen. (TK-Spinat nur auftauen lassen und dann klein hacken, ebenfalls würzen).

● Spinat abkühlen lassen und klein hacken. Mit der ausgekühlten Hirse und dem Ei mischen.

● Backofen auf 180 °C vorheizen. Mit nassen Händen Knödel formen und in eine gefettete Auflaufform setzen. Wasser erwärmen, mit der geschmolzenen Butter verrühren und über die Klöße gießen.

● Die Form mit einem Deckel oder mit Alufolie verschließen und bei 180 °C ca. 20 Minuten im Backofen garen.

Nicht geeignet bei Kurzdarmsyndrom

Selbst gemachte Gnocchi
Kräuter-Quark-Gnocchi

Für 4 Personen
⊘ 20 Min.

500 g Quark • 200 g Semmelbrösel • 100 g Butter • 5 Eier • 3 EL gehackte Minzblätter • 2 EL gehackter Kerbel • Salz • etwas geschmolzene Butter • Parmesan zum Bestreuen

● Quark mit Semmelbröseln, Butter, Eiern und Kräutern vermengen. Auf einer bemehlten Arbeitsfläche den Teig zu einer Rolle formen, etwas flach drücken und mit einem Messer ca. 2 cm lange Stücke abtrennen.

● Gnocchi nach Belieben formen, z. B. jedes einzelne Gnocchi über die Zinken einer Gabel drehen.

● In einem großen Topf ausreichend Salzwasser zum Kochen bringen. Gnocchi darin aufkochen lassen und etwa 3 Minuten ziehen lassen.

● Gnocchi herausnehmen und mit etwas geschmolzener Butter und Parmesan servieren.

Bedingt geeignet bei Morbus Crohn, Colitis ulcerosa, Pankreatitis, Magenresektion

Als Beilage oder leichte Mahlzeit
Couscous mit Gemüse

Für 4 Personen
⊘ 30 Min.

4 Karotten • 100 g Sellerie • 2 EL Olivenöl • ¾ l Gemüsebrühe • 250 g Couscous • 1 TL Selleriegrün, gehackt • Salz

● Karotten und Sellerie schälen, waschen und in 3 mm große Würfel schneiden. Öl erhitzen und Gemüse darin glasig dünsten. Mit etwas Brühe aufgießen und zugedeckt bei schwacher Hitze dünsten.

● Couscous dazugeben und mit restlicher Brühe aufgießen. Selleriegrün dazugeben, aufkochen lassen und 20–30 Minuten zugedeckt köcheln lassen, bis alle Flüssigkeit aufgesaugt ist. Mit Salz abschmecken. Vor dem Servieren mit einer Gabel auflockern.

Luftiger Genuss mit viel Eiweiß
Kräutersoufflé

Für 4 Personen
⏱ 35 Min.

200 g Butter • 3 Eier • 500 g Quark, mager • 3 EL gemischte gehackte Kräuter • 40 g Semmelbrösel • Salz • 1 Prise geriebene Muskatnuss • Fett für die Form

● Zimmerwarme Butter schaumig rühren. Eier trennen. Dotter nach und nach zur Butter geben und sehr schaumig rühren. Quark, Kräuter und Semmelbrösel einrühren.

● Eiklar mit Salz zu cremigem Schnee schlagen und unter die Quarkmasse heben. Mit Salz und Muskatnuss würzen.

● Kräutermasse in eine große oder mehrere kleine leicht gefettete Formen füllen und im vorgeheizten Backofen bei 200 °C etwa 20 Minuten backen. (In einer großen Form dauert es etwa 10 Minuten länger.)

Tipp Geben Sie verschiedenes gekochtes Gemüse wie Zucchiniwürfel oder Brokkoliröschen zum Kräutersoufflé.

Bedingt geeignet bei Morbus Crohn, Colitis ulcerosa, Pankreatitis, Magenresektion

Köstlichkeit aus dem Ofen
Süßkartoffel-Falafel

Für 16 Stück
⏱ 70 Min.

1 große Süßkartoffel • 3 EL Olivenöl • 1 Bund Koriander • 3 EL Tahin (Sesampaste) • 3 EL Apfelessig • 1 TL Kreuzkümmel • 2 TL Kurkuma • Salz • Pfeffer • 2 Dosen Kichererbsen • 3 EL Kichererbsenmehl • 100 g Sesam

● Backofen auf 200 °C vorheizen. Süßkartoffel schälen, in grobe Stücke schneiden und mit 1 TL Öl einreiben. Auf ein Backblech mit Backpapier legen und im Ofen so lange garen, bis sie weich sind.

● Süßkartoffelstücke mit Koriander, Tahin, restlichem Olivenöl und Essig pürieren. Mit Kreuzkümmel, Kurkuma, Salz und Pfeffer kräftig würzen. Eine Dose Kichererbsen und Kichererbsenmehl zugeben, nochmals mixen. Danach die zweite Dose Kichererbsen unterheben. Falls die Masse zu weich ist, mit etwas Kichererbsenmehl ergänzen.

● Aus der Masse Bällchen formen, im Sesam wenden, auf das Blech geben und etwa 40 Min. backen. Nach der Hälfte der Backzeit wenden.

❯ Süßkartoffel-Falafel

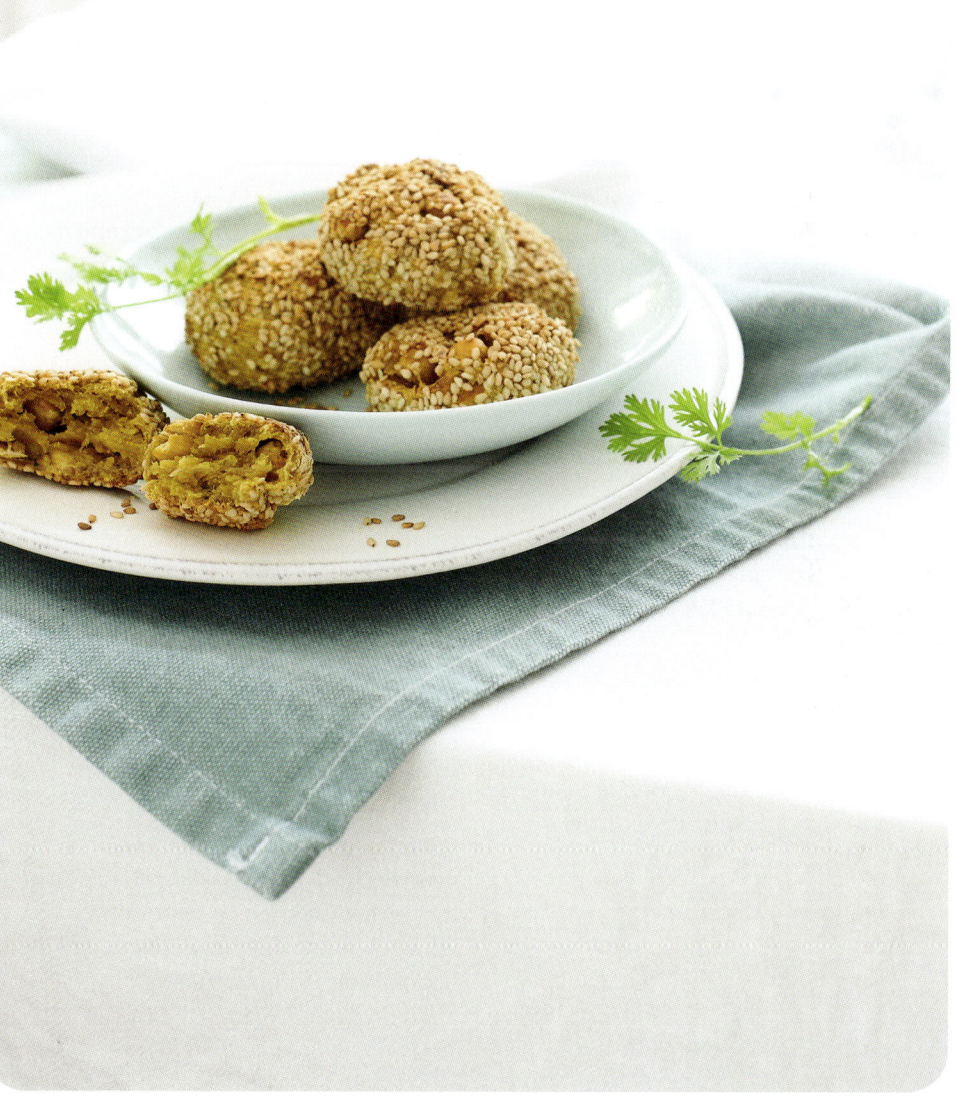

HAUPTGERICHTE

Kann vielfältig variiert werden
Risotto-Grundrezept

Für 4 Personen
⊘ 30 Min.

250 g Risottoreis oder Rundkornreis • 6 EL Olivenöl • 1 l Gemüsefond oder Hühnerbrühe • 40 g Butter • 50 g frisch geriebener Parmesan

● Reis unter heißem Wasser gründlich waschen. In einem großen Topf Olivenöl erhitzen. Reis dazugeben und etwas glasig werden lassen, mit Brühe ablöschen.

● Hitze etwas zurücknehmen und unter ständigem Rühren nach und nach Flüssigkeit dazugießen. Der Reis sollte nie »schwimmen«.

● Nach etwa 20 Minuten, wenn der Reis weich ist, Butter und Parmesan unter den Reis mengen und mit Salz abschmecken.

Am besten mit Hokkaidokürbis
Kürbisrisotto

Für 4 Personen
⊘ 40 Min.

250 g Risottoreis oder Rundkornreis • 6 EL Olivenöl • 1 l Gemüsebrühe • 350 g Kürbis • 40 g Butter • 50 g frisch geriebener Parmesan • Salz • 1 EL gehackte Petersilie

● Reis unter heißem Wasser gründlich waschen. Vom Kürbis Kerne und das Fasrige entfernen, eventuell schälen (der Hokkaidokürbis muss nicht geschält werden) und kleinwürfelig schneiden.

● In einem großen Topf Olivenöl erhitzen. Reis dazugeben und etwas glasig werden lassen, mit Flüssigkeit ablöschen. Hitze etwas zurücknehmen und unter ständigem Rühren nach und nach Gemüsebrühe dazugießen. Der Reis sollte nie »schwimmen«.

● Nach etwa 10 Minuten Kochzeit das Kürbisfleisch dazugeben, mit weiterer Flüssigkeit aufgießen und weiter köcheln lassen.

● Nach weiteren 10 Minuten, wenn der Reis weich ist, Butter und Parmesan unter den Reis mengen und mit Salz abschmecken. Vor dem Servieren die gehackte Petersilie unterrühren.

Leicht verträgliches Spargelgericht
Spargelrisotto

Für 4 Personen
⊘ 40 Min.

250 g Risottoreis oder Rundkornreis •
500 g Spargel • ¾ l Wasser • 6 EL Olivenöl • 40 g Butter • 50 g frisch geriebener
Parmesan • Salz

● Reis gründlich waschen. Spargel schälen, die holzigen Enden wegschneiden,
die Spitzen abschneiden und beiseitele-
gen. Den übrigen Spargel in größere Stücke schneiden und in ausreichend Wasser weich kochen und anschließend mit
dem Kochwasser pürieren.

● In einem großen Topf Olivenöl erhitzen. Reis dazugeben und etwas glasig
werden lassen, mit etwas Spargelfond
ablöschen. Hitze leicht zurücknehmen
und unter ständigem Rühren nach und
nach Spargelfond dazugießen.

● Nach etwa 15 Minuten Kochzeit die
Spargelspitzen dazugeben und weich kochen lassen. Nach weiteren 10 Minuten,
wenn der Reis weich ist, Butter und Parmesan unter den Reis mengen und mit
Salz abschmecken.

Farbenfroh und vitaminreich
Gemüsereistopf

Für 4 Personen
⊘ 45 Min.

125 g Reis • 750 ml Gemüsebrühe • 1 kleine
Zucchini • 250 g Brokkoli • 2 EL Rapsöl •
150 g TK-Erbsen • etwas Salz, Oregano,
Basilikum • 4 EL geriebener Parmesan •
1 Bund Petersilie

● Reis heiß und kalt abspülen. Mit der
Gemüsebrühe aufkochen und auf kleiner
Hitze gar kochen lassen.

● Zucchini waschen, putzen und in
kleine Würfel schneiden. Vom Brokkoli
Röschen abtrennen und waschen.

● Öl erhitzen, Brokkoli hineingeben und
anschwitzen lassen, nach etwa 5 Minuten Zucchini und Erbsen dazugeben und
ebenfalls etwa 5 Minuten mitdünsten
lassen.

● Kurz vor dem Garwerden des Reises
das Gemüse dazugeben und alles fertig
garen. Mit Oregano, Basilikum und Salz
würzen. Parmesankäse in den Reistopf
rühren und mit gehackter Petersilie bestreut servieren.

HAUPTGERICHTE

HAUPTGERICHTE

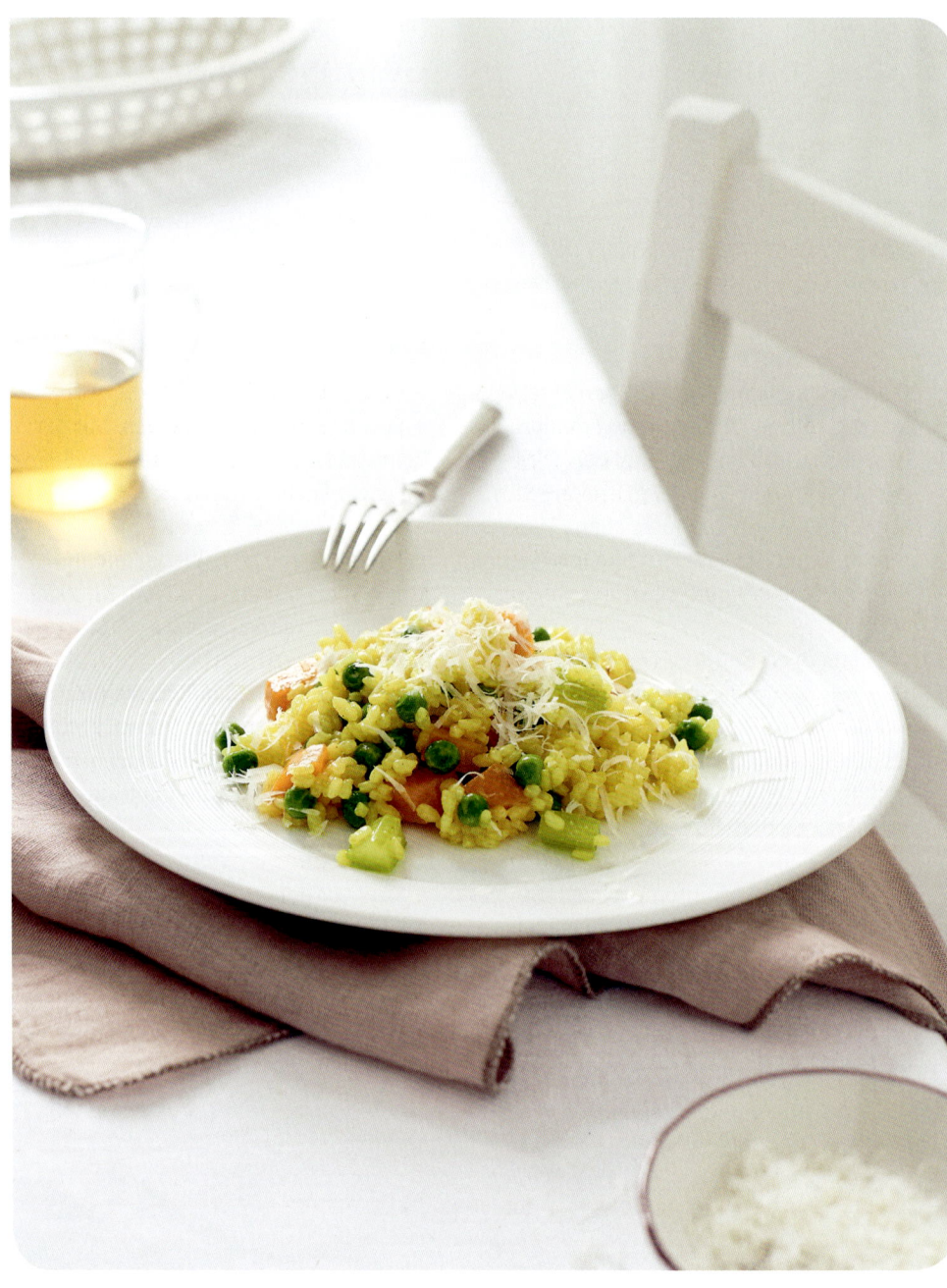

Besonders erlesenes Risotto
Safranrisotto

Für 4 Personen
⊘ 40 Min.

250 g Risottoreis oder Rundkornreis • 100 g Karotten • 100 g Sellerie • 6 EL Olivenöl • 1 l Gemüsebrühe • einige Safranfäden • 100 g Erbsen • 50 g frisch geriebener Parmesan

● Reis unter heißem Wasser gründlich waschen. Karotten und Sellerie putzen, waschen und kleinwürfelig schneiden.

● In einem Topf Öl erhitzen, Karotten und Selleriewürfel dazugeben und etwas anschwitzen lassen.

● Den Reis dazugeben, mit Gemüsebrühe ablöschen. Hitze etwas reduzieren, dann Safran dazugeben. Nach und nach unter ständigem Rühren heiße Brühe nachgießen. Der Reis sollte nicht »schwimmen«.

● Nach ca. 12 Minuten die Erbsen hinzugeben und unter ständigem Aufgießen und Rühren den Reis fertig weich kochen. Zum Schluss mit geriebenem Parmesan bestreut servieren.

Ein Hauch Urlaub
Gemüse-Tortilla

Für 4 Personen
⊘ 15 Min.

3 Kartoffeln gekocht (vom Vortag) • 1 roter Paprika • 1 gelber Paprika • 1 Zucchini • 2 Tomaten • 3 EL Rapsöl • Salz • Pfeffer • 8 Eier • 1 EL gehackte Petersilie

● Gekochte Kartoffeln würfelig schneiden. Paprika und Zucchini waschen, entkernen und klein schneiden. Tomaten enthäuten, entkernen und ebenfalls in kleine Würfel schneiden.

● In einer großen Pfanne Öl erhitzen, zuerst die Kartoffeln und dann das restliche Gemüse hinzufügen, gut durchrösten, mit Salz und Pfeffer würzen. Eier aufschlagen, mit einem Schneebesen verrühren und dazugeben. Zum Schluss Petersilie untermischen. Kurz stocken lassen und im Backofen bei 180 °C ca. 5 Minuten backen.

● Tortilla aus der Pfanne heben, in gewünschte Stücke schneiden.

Das passt dazu Salat je nach Verträglichkeit

Bedingt geeignet bei Magenresektion (Paprika)

❮❯ Safranrisotto

HAUPTGERICHTE

Der italienische Klassiker mit Gemüse

Gemüselasagne

Für 4 Personen

⏱ 1 Std.

Für die Gemüsesauce
- 300 g Karotten
- 300 g Sellerie
- 300 g Zucchini
- 3 EL Olivenöl
- 3 EL Tomatenmark
- 1 Lorbeerblatt
- 1 Prise Muskatnuss, gerieben

- 350 ml Gemüsebrühe
- Salz
- Pfeffer

Für die Béchamelsauce
- 3 EL Dinkelmehl
- 500 ml Magermilch
- 3–4 EL Butter
- 1 Prise Muskatnuss, gerieben

- Salz

Außerdem
- 300–400 g Lasagneblätter
- 100 g geriebener Parmesan

● Karotten und Sellerie schälen und waschen, Zucchini ebenfalls waschen und das ganze Gemüse grob raspeln.

● Öl in einem Topf erhitzen, Gemüse dazugeben und etwas andünsten. Tomatenmark und Gewürze dazugeben, mit der Gemüsebrühe aufgießen und etwa 20 Minuten bei leichter Hitze dünsten. Mit Salz und Pfeffer nochmals abschmecken.

● Für die Béchamelsauce das Mehl ohne Fett etwas anrösten. Wenn es zu duften beginnt, den Topf vom Herd nehmen und etwas abkühlen lassen.

● Mit dem Schneebesen die Milch einrühren, aufkochen und 2 Minuten unter ständigem Rühren köcheln lassen. Butter und Gewürze dazugeben.

● In eine passende Auflaufform etwas Gemüsesauce geben, damit der Boden bedeckt ist. Lasagneblätter darauflegen, dann abwechselnd Gemüsesauce, Béchamelsauce und Parmesan einschichten, bis alles verbraucht ist.

● Bei 180 °C etwa 30 Minuten backen, bis die Oberfläche schön braun ist.

HAUPTGERICHTE

Kartoffeln sind super Sattmacher
Kartoffel-Quark-Auflauf

Für 4 Personen
⏱ 1¼ Std.

- 600 g Kartoffeln
- 250 g Karotten
- 250 g Zucchini
- 150 g Brokkoli
- 250 g Quark

- 150 g saure Sahne
- 1 Ei
- einige Zweige Majoran
- Salz
- geriebene Muskatnuss

- etwas Butter zum Ausfetten
- 1 Bund Schnittlauch

● Kartoffeln in 20–30 Minuten weich kochen. Dann schälen und in 1 cm dicke Scheiben schneiden.

● Die Karotten putzen, waschen und in feine Scheiben schneiden. Karotten, Zucchini und Brokkoli kurz blanchieren und mit eiskaltem Wasser abschrecken.

● Majoranblättchen vom Stängel zupfen und fein hacken.

● Den Backofen auf 180 °C vorheizen. Den Quark mit der sauren Sahne, dem Ei und dem fein gehackten Majoran verrühren und mit Salz und Muskatnuss würzen.

● Auflaufform fetten. Alle Zutaten schichtweise in die Form füllen. Den Quark über dem Auflauf verteilen und das Ganze etwa 30 Minuten backen.

● Herausnehmen und mit fein geschnittenem Schnittlauch bestreuen.

Tipp Sie können den Auflauf mit allem möglichen Gemüse zubereiten oder auch ein Gemüse, das Sie nicht vertragen, durch ein anderes ersetzen.

Einfach, aber lecker und sättigend

Polentaschnitten

Für 4 Personen
⊘ 30 Min.

1 l Gemüsebrühe • 20 EL Maisgrieß (Polenta) • Salz • 2 EL Rapsöl • 2 EL geriebener Käse

● Gemüsebrühe zum Kochen bringen, Polenta einrieseln lassen, salzen und etwa 10 Minuten lang kochen, dabei ab und zu umrühren.

● Noch nachquellen lassen. Auf ein Brett streichen und auskühlen lassen. Schnitten schneiden und in etwas Öl anbraten. Mit geriebenem Käse bestreuen.

Das passt dazu Gemüsesauce oder gedünstetes Gemüse. Schmeckt auch gut als Beilage zu Fisch oder Fleisch.

Geht auch mit anderem Gemüse

Überbackene Möhrenpolenta

Für 4 Personen
⊘ 70 Min.

625 ml Gemüsebrühe • Salz • 250 g Maisgrieß (Polenta) • 2 TL Gewürze wie Majoran, Basilikum, Thymian • 250 g Karotten • 2 EL Butter • Salz • Butter für die Auflaufform • 50 g geriebener Käse • 2 Tomaten in Scheiben geschnitten • Butterflöckchen

● Gemüsebrühe mit Salz aufkochen, Maisgrieß mit dem Schneebesen einrühren. Einige Minuten bei geringer Hitze unter ständigem Rühren köcheln lassen. Den Herd ausschalten und auf der warmen Herdplatte noch etwa 30 Minuten zugedeckt quellen lassen. Kräuter untermischen.

● Karotten waschen, schälen und grob raspeln. Karottenraspel in Butter andünsten und mit Salz würzen. Unter die Polenta mischen.

● Backofen auf 180 °C vorheizen. Karotten-Polenta-Masse in eine gefettete Auflaufform streichen. Mit Käse bestreuen, mit Tomatenscheiben und Butterflöckchen belegen. Bei 180 °C ca. 30 Minuten überbacken.

❯❯ Überbackene Möhrenpolenta

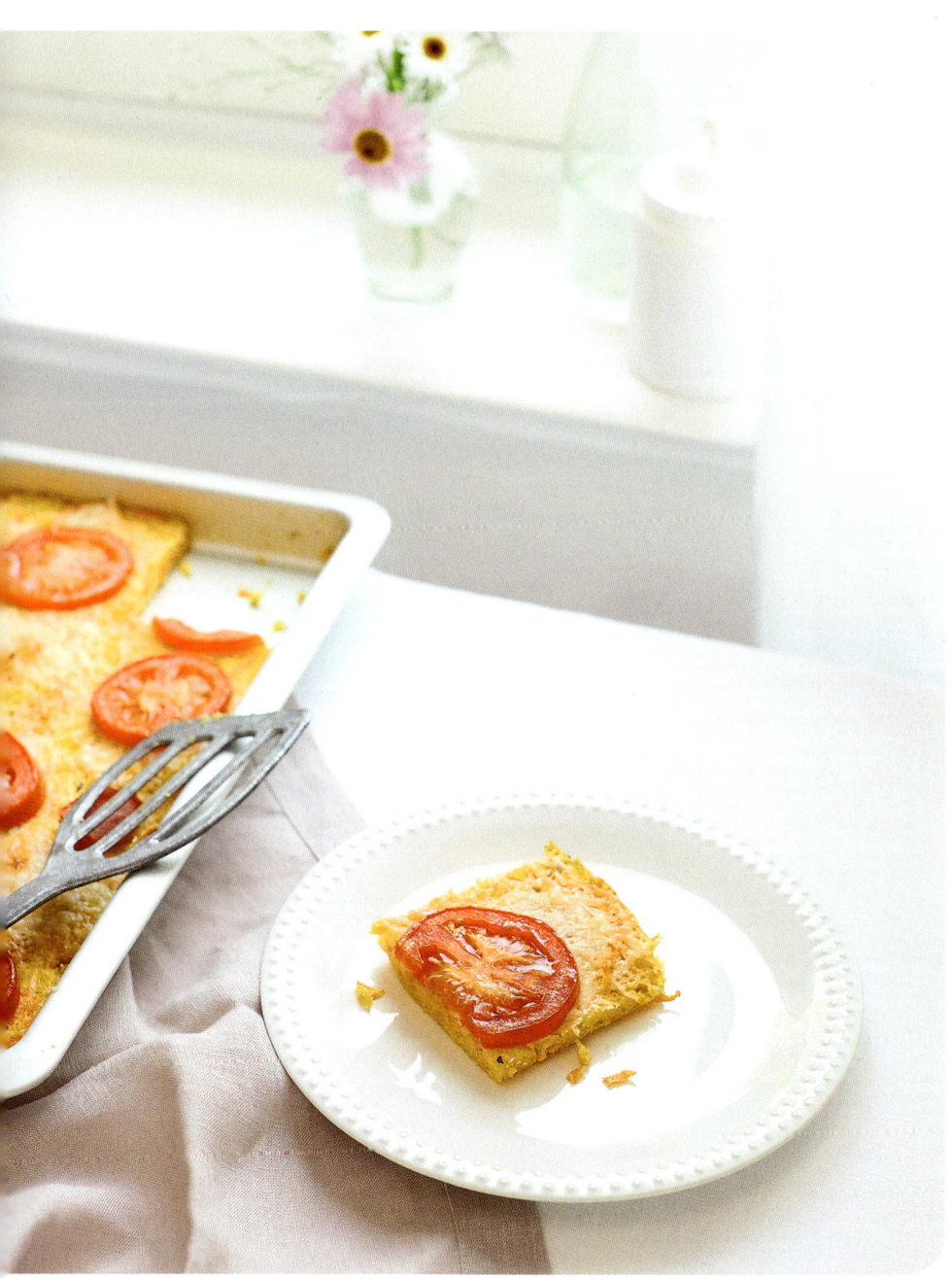

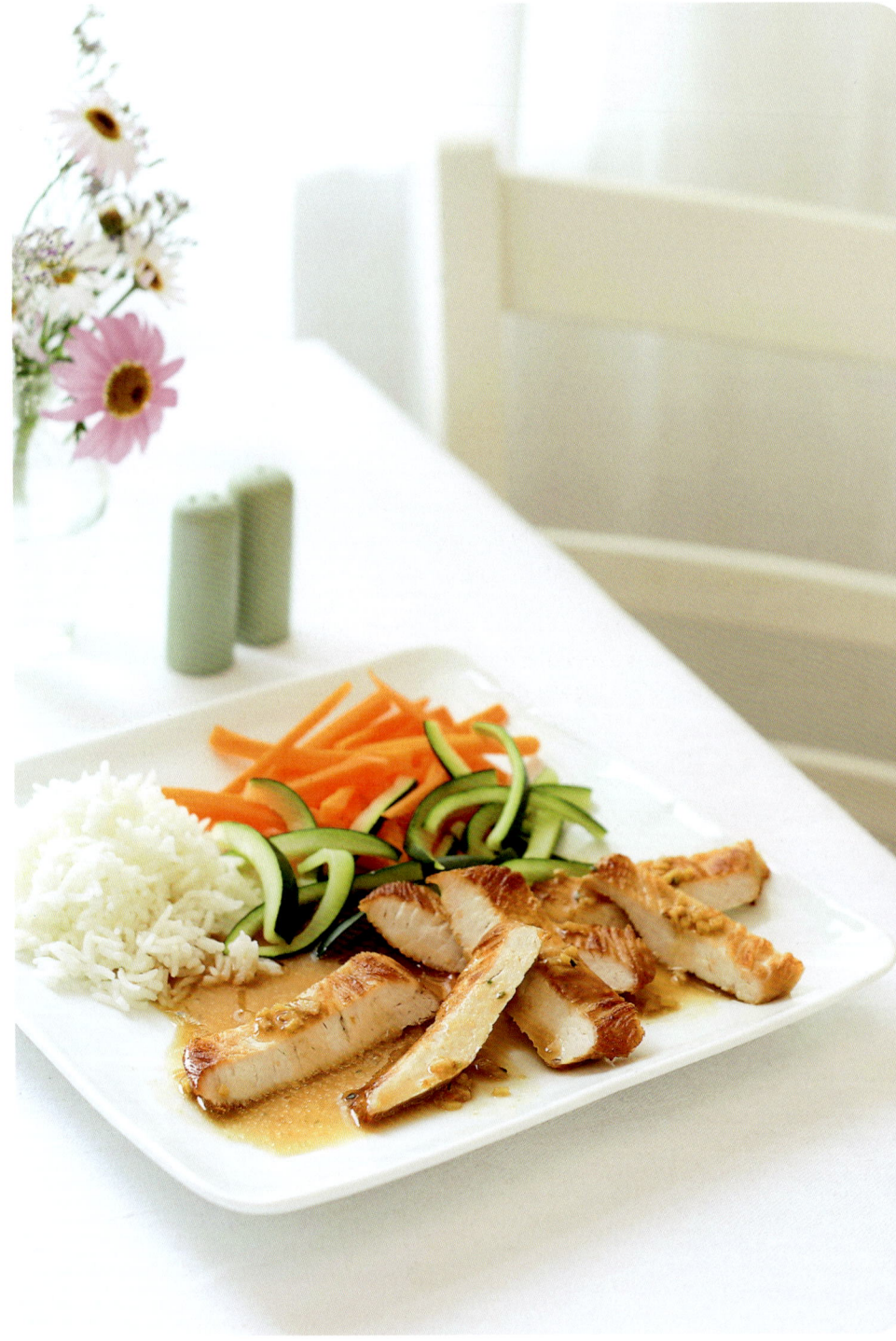

Mageres Geflügelfleisch ist leicht bekömmlich

Putenbrustfilet auf Karotten-Zucchini-Gemüse

Für 4 Personen
⊘ 35 Min.

- 500 g Putenbrustfilet
- Salz
- 2 EL Öl
- 40 g frischer Ingwer
- ⅛ l Wasser
- 1–2 TL körnige Hühner-
  oder Gemüsebrühe
- 200 g Basmatireis
- 500 g Zucchini
- 250 g Karotten

● Die Putenbrustfilets abwaschen und trocken tupfen. Mit Salz würzen und in 2 EL Öl auf beiden Seiten knusprig anbraten.

● Aus der Pfanne herausnehmen und nun den klein gewürfelten Ingwer darin leicht anrösten.

● Mit ⅛ Liter Wasser ablöschen und je nach Geschmack mit körniger Brühe abschmecken.

● Die Putenbrust wieder dazugeben und noch ca. 10 Minuten bei geschlossenem Deckel und mittlerer Hitze fertig garen.

● Den Basmatireis in ausreichend Wasser kochen, in einem Sieb abtropfen lassen und im Topf warm halten. Vorsicht: Basmatireis benötigt meist weniger Kochzeit als ein gewöhnlicher Langkornreis.

● Die Zucchini waschen, Karotten ebenfalls waschen und schälen. Gemüse in feine Streifen schneiden und alles zusammen in kochendem Salzwasser ca. 3 Minuten blanchieren, abgießen und zurück in den noch heißen Topf geben.

● Den Reis in eine mit kaltem Wasser ausgespülte Tasse geben und mittig auf einen Teller stürzen. Den Reishügel mit Gemüse und aufgeschnittener Putenbrust abwechselnd umlegen.

● Zum Schluss etwas von der Ingwersoße darüberträufeln und servieren.

HAUPTGERICHTE

Leckeres Fleisch-Gemüse-Gericht

Hühnchengeschnetzeltes aus dem Wok

Für 4 Personen
⊘ 30 Min.

400 g Hühnerbrust • 300 g Brokkoli • 3 Karotten • 250 g Zucchini • Salz • 3 EL Sesamöl • 2 EL Sesamsamen • etwas Sojasauce nach Belieben

● Hühnerbrust waschen, trocken tupfen und in mundgerechte Stücke schneiden.

● Gemüse waschen, putzen und ebenfalls klein schneiden.

● In einem Wok oder einer großen Pfanne Öl erhitzen, Hühnerbrust darin anbraten, Gemüse dazugeben, ebenfalls mitdünsten, bis das Gemüse bissfest ist. Dauert etwa 10 Minuten.

● Salzen, Sesamsamen darüberstreuen und bei Verträglichkeit mit Sojasauce würzen.

Das passt dazu Reis

Ingwer bringt leichte Schärfe

Kartoffelknödel mit Ingwerkarotten

Für 4 Personen
⊘ 30 Min.

800 g Kartoffeln, gekocht, vom Vortag • 150 g Haferflocken • ½ Bund Petersilie • 2 Eier • Salz • Muskatnuss, gerieben • 2 l Gemüsebrühe • 500 g Karotten • 1 Stück Ingwer (etwa 1 cm groß) • 1 TL Sonnenblumenöl

● Kartoffeln schälen und fein reiben. Haferflocken, fein gehackte Petersilie und die Eier dazugeben. Mit Salz und Muskatnuss würzen und alles zu einem Teig verkneten.

● Aus der Masse kleine Knödel formen und in reichlich Gemüsebrühe 15–20 Minuten garen.

● In der Zwischenzeit Karotten schälen und in lange Streifen schneiden. Ingwer schälen und klein hacken. Karotten und Ingwer in wenig Salzwasser weich dünsten lassen. Etwas Öl dazugeben. Mit Salz abschmecken.

● Knödel abtropfen lassen und mit dem Karottengemüse servieren.

Für Süßschnäbel

Grießnockerln mit Zimt Zucker

Für 4 Personen
⊘ 25 Min.

300 ml fettarme Milch • Salz • 100 g Weizengrieß • 1 EL Butter • 2 EL Semmelbrösel • ½ TL Zimt • 2–3 EL Puderzucker

● Milch mit 1 Prise Salz zum Kochen bringen. Den Grieß nach und nach einrieseln lassen, dabei ständig umrühren. So lange weiterkochen, bis ein dicker Grießbrei entstanden ist. Topf vom Herd nehmen und den Brei noch weitere 10 Minuten quellen lassen.

● Die Butter in einer Pfanne leicht erhitzen, die Semmelbrösel darin hellbraun werden lassen. Von dem Grießbrei mit zwei feuchten Esslöffeln Nockerln abstechen, in die Pfanne geben und in den Bröseln wälzen. Mit Zimt-Zucker bestreuen.

Das passt dazu ein Kompott aus Äpfeln oder Birnen, ein Obstmus oder eine Beerensauce

Bedingt geeignet bei Magenresektion (Milch)

Die ideale Suppeneinlage

Eierstich

Für 4 Personen
⊘ 30 Min.

2 Eier • 1 EL Milch • Salz • etwas Fett für die Form • eventuell 1 EL gehackte Petersilie

● Eier, Milch und Salz in einem hohen Gefäß mixen. Eine flache Kasserolle oder einen Bratentopf halb hoch mit Wasser füllen.

● Für den Eierstich eine kleine Auflaufform mit Öl fetten und die Eimasse einfüllen. Auflaufform mit Alufolie zudecken und in die Kasserolle stellen.

● Das Wasser zum Sieden bringen, dann die Temperatur knapp unterhalb des Siedepunktes halten für etwa 20 Minuten (bis der Eierstich fest ist).

● Eierstich stürzen und würfeln: als Suppeneinlage, Beigabe zu Gemüse oder Salat oder einfach so mit gehackter Petersilie bestreut genießen.

Tipp Sie können den Eierstich auch einfärben: Mit etwas Tomatenmark wird er rot, mit etwas Curry noch gelber oder mit fein gehackter Petersilie grün.

HAUPTGERICHTE

Zum Frühstück oder zur Kaffeemahlzeit
Dinkel-Pancakes

Für 4 Personen
⊘ 25 Min.

- 6 Eier
- 600 g Magerquark
- 125 ml Magermilch
- 80 ml Ahornsirup
  + Ahornsirup zum
  Beträufeln

- ½ TL Zimt
- 100 g Dinkelvollkornmehl
- 1 TL Backpulver
- 1 Prise Salz
- 3 TL Rapsöl
- 4 Äpfel

- Saft von ½ Zitrone
- einige gehackte Walnuss-
  kerne

● Eier trennen und Eiklar in eine fett-freie, saubere Rührschüssel geben. Quark, Milch, Ahornsirup, Eidotter und Zimt in einer zweiten Schüssel gut verrühren. Mehl und Backpulver zugeben und gut vermengen. Eiklar mit Salz zu Eischnee aufschlagen und unter die Quarkmi-schung heben.

● Backofen auf 120 °C (Ober-/Unterhitze) vorheizen. ½ TL Öl in einer Bratpfanne erhitzen. Mit einem großen Löffel ein Sechstel des Teiges in der Pfanne zu ei-nem großen Pancake ausstreichen, in 2 bis 3 Minuten goldbraun braten, wen-den und weitere 1 bis 2 Minuten braten. Auf ein mit Backpapier ausgelegtes Back-blech geben und im Backofen warm hal-ten. Mit den restlichen Zutaten ebenso verfahren, bis diese aufgebraucht sind.

● Währenddessen die Äpfel halbieren und das Kerngehäuse entfernen. Frucht-fleisch in feine Stifte schneiden und Zi-tronensaft darüberträufeln. Nüsse grob hacken.

● Pancakes mit Ahornsirup beträufeln, mit Äpfeln und Nüssen garnieren und servieren.

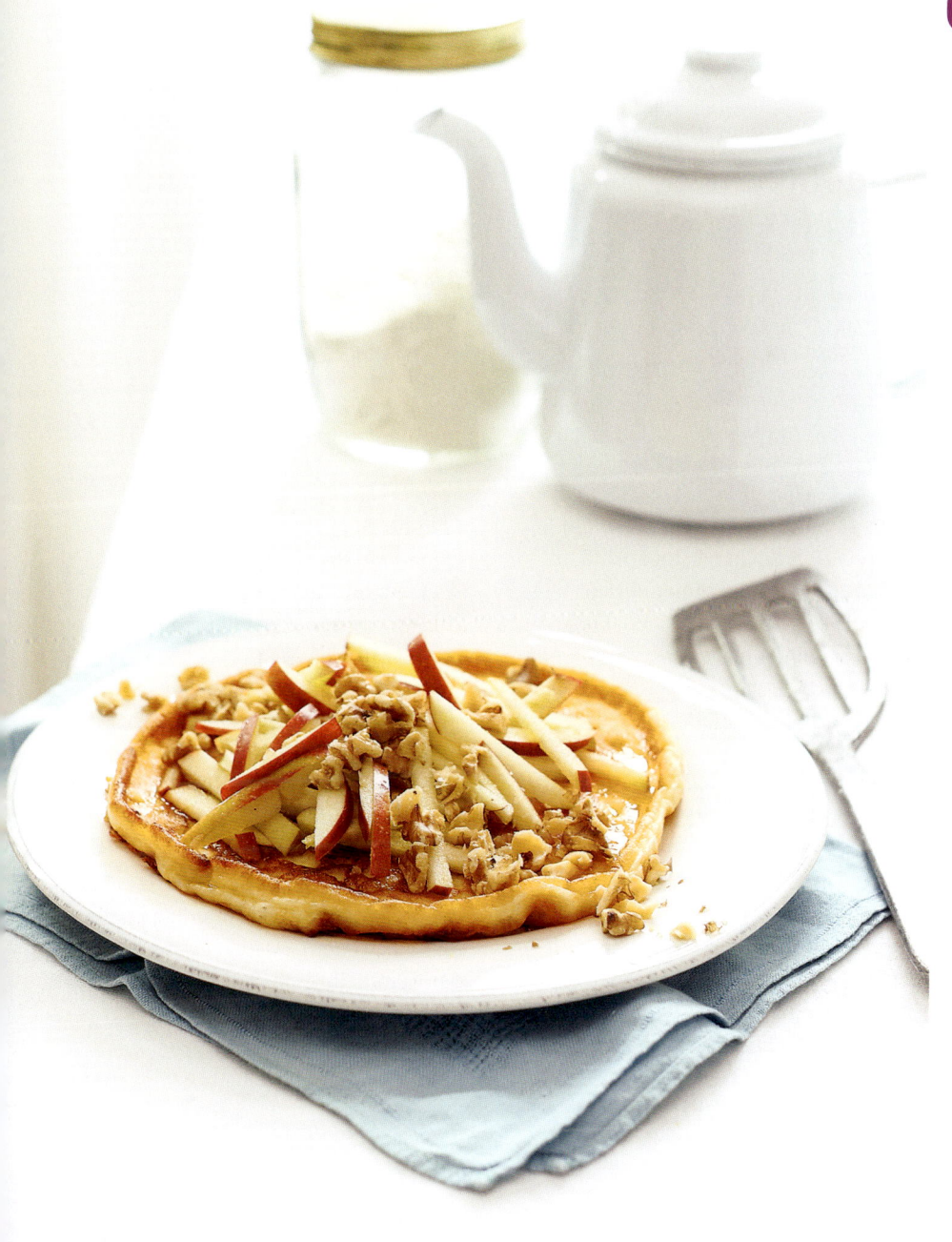

DESSERTS UND KUCHEN

Auch mit Birne oder Kirschen lecker
Apfel-Milchreis-Auflauf

Für 4 Personen
⊘ 40 Min. (+ 40 Min. Backzeit)

200 g Rundkornreis • 700 ml Magermilch •
2 Eier • 60 g Butter • 80 g Zucker • Salz •
Schale einer Zitrone • etwas Butter zum
Einfetten der Form • 2 Äpfel

● Reis gründlich waschen. Milch mit
dem Reis zum Kochen bringen und unter ständigem Rühren einen dicken
Milchreis kochen. Eier trennen. Eiklar zu
steifem Schnee schlagen.

● Butter mit Zucker, Eidottern, einer
Prise Salz und Zitronenschale schaumig rühren. Den ausgekühlten Reis da-
zumengen und den steifen Schnee unterheben.

● Äpfel waschen, schälen, Kerngehäuse
entfernen und blättrig schneiden. Auflaufform fetten, zuerst die Äpfel in die
Form geben, darüber die Reismasse. Bei
180 °C etwa 40 Minuten backen.

Variante Wer möchte, kann auch ein
paar geriebene Nüsse über den Auflauf
streuen. Lecker schmecken auch einige
Rosinen im Auflauf.

Bedingt geeignet bei Morbus Crohn,
Colitis ulcerosa, Magenresektion

Unbeschwerter Genuss
Leichte Topfenknödel

Für 4 Personen
⊘ 45 Min.

Für die Knödel
250 g Topfen (Quark) • 1 EL Grieß • 1 EL
Mehl • 1 Ei • 1 EL Semmelbrösel • etwas
Salz
Für die Kruste
4 EL Semmelbrösel • 1 EL Butter Puderzucker zum Bestreuen

● Quark mit den übrigen Zutaten glatt
rühren und etwa eine halbe Stunde ru-
hen lassen.

● Salzwasser zum Kochen bringen. Mit
nassen Händen Knödel formen oder mit
2 Esslöffeln Nockerln formen und im
Wasser 10 Minuten ziehen lassen.

● In einer Pfanne Butter zerlassen, Semmelbrösel darin etwas bräunen lassen.
Knödel aus dem Wasser herausheben, in
den Semmelbröseln wälzen und mit Puderzucker bestreut servieren.

Das passt dazu Fruchtsauce oder Obstmus

Tipp Wollen Sie die Topfenknödel als
Hauptgang essen, nehmen Sie die dop-
pelte Menge.

Herrlich erfrischend
Buttermilchterrine

Für 4 Personen
⊘ 15 Min. + 3–4 Std. Kühlzeit

5 Blatt Gelatine • 600 ml Fruchtbutter-
milch • 40 g Zucker • etwas Zitronensaft

● Gelatine in reichlich kaltem Wasser einweichen. Buttermilch mit Zucker
und Zitronensaft verrühren. Gelatine in
5 EL erwärmtem Wasser auflösen. Dann
rasch unter die Buttermilch rühren.

● Eine Terrinenform mit Klarsichthülle
auslegen, die Masse einfüllen. 3–4 Stunden kühl stellen, bis die Masse fest ist.
Dann in Scheiben schneiden und mit einer Fruchtsauce anrichten.

Sommerlicher Genuss
Gefüllte Melonen

Für 4 Personen
⊘ 20 Min.

2 kleine Honigmelonen • 200 g Beeren-
früchte • 100 g Sahne • 4 TL Sanddornpüree • etwas Honig

● Die Melonen halbieren, entkernen.
Dann Fruchtfleisch vorsichtig aus der
Melonenhälfte lösen (die Melonenhälfte
sollte erhalten bleiben) und das Fruchtfleisch in Würfel schneiden.

● Die Beeren verlesen und waschen. Einige Beeren zur Verzierung zurückle-
gen. Sahne leicht anschlagen und Sanddornpüree, Honig und Früchte unter die
Sahne mischen. In die Melonenschalen
füllen und mit einigen Beeren verzieren.

Bedingt geeignet bei Morbus Crohn,
Colitis ulcerosa, Pankreatitis

DESSERTS UND KUCHEN

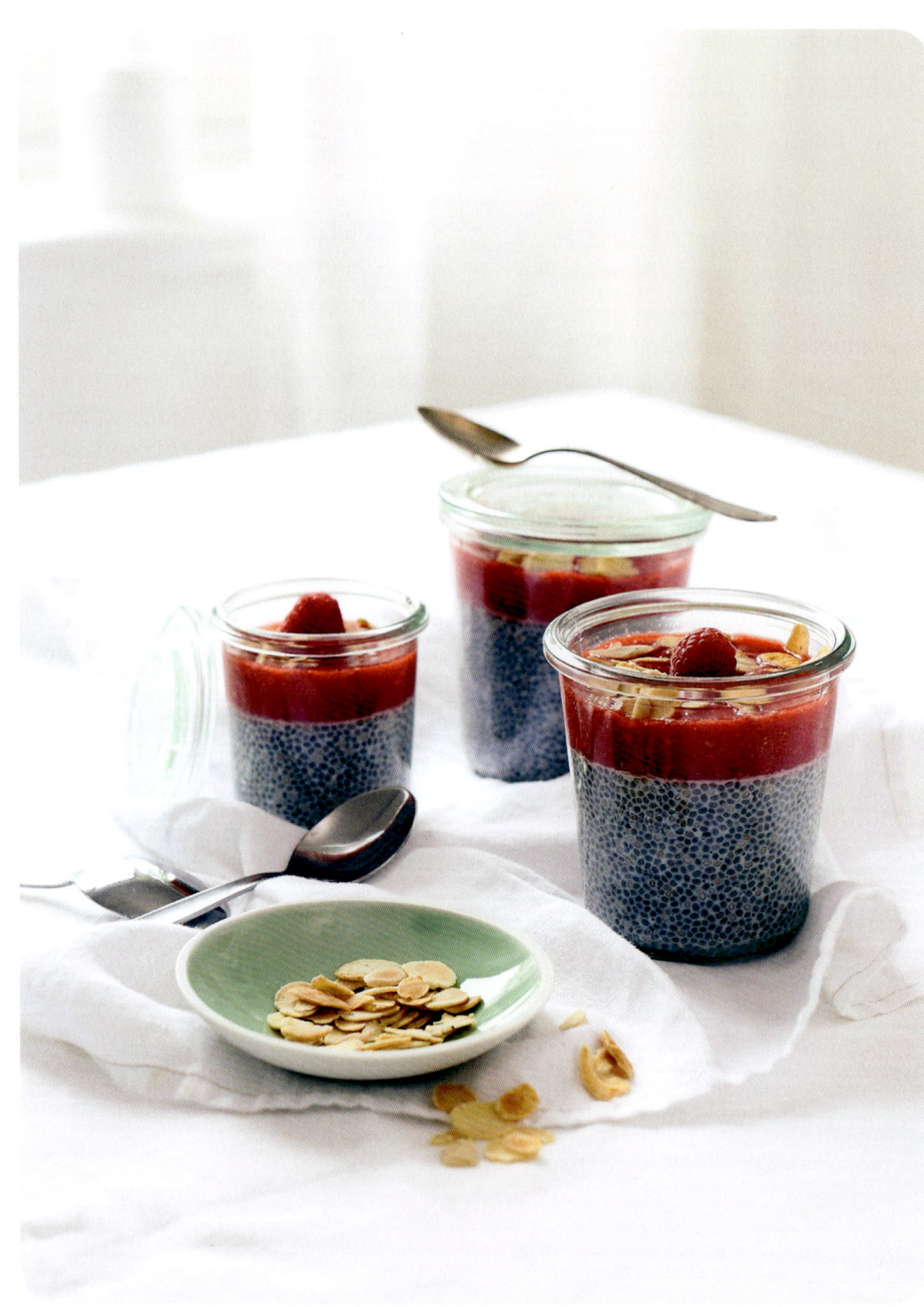

Einfach köstlich

Chiasamencreme mit Beerenmus

Für 4 Personen
⊘ 10 Min. + 4 Std. Kühlzeit

1 Vanilleschote • 100 g Chiasamen •
600 ml Mandelmilch • 1 TL Zimt • 4 EL
Ahornsirup • 150 g Himbeeren • 150 g Erdbeeren • 4 TL gehobelte Mandeln

● Vanilleschote der Länge nach halbieren und das Mark herauskratzen. Chiasamen, Mandelmilch, Vanillemark, Zimt
und 2 EL Ahornsirup in einer Schüssel
verrühren. 4 Dessertgläser (à 200 ml)
nicht ganz randvoll mit der Masse füllen
und mindestens 4 Stunden kalt stellen.

● Beeren putzen (4 Himbeeren beisei-
telegen) und mit dem restlichen Ahornsirup (2 EL) pürieren. Mandeln in einer
Pfanne ohne Fett goldbraun rösten.

● Das Beerenmus auf der Creme verteilen, mit Mandeln und je 1 Himbeere garnieren und servieren.

Selbst gemacht noch mal besser

Grießpudding

Für 4 Personen
⊘ 15 Min. + Kühlzeit

300 ml Magermilch • 1 Päckchen Vanillinzucker • 1 Prise Salz • 30 g Dinkelgrieß

● Milch mit Vanillinzucker und Salz zum
Kochen bringen. Grieß einrieseln lassen
und unter Rühren ca. 5 Minuten kochen,
bis der Pudding dicklich wird.

● Vier Formen oder Tassen mit kaltem
Wasser ausspülen. Pudding einfüllen
und kalt stellen.

Das passt dazu Fruchtsauce aus pürierten Früchten, die vertragen werden, oder
ein Beerenmus.

Bedingt geeignet bei Morbus Crohn,
Colitis ulcerosa, Magenresektion

Schmeckt kalt oder warm

Süßer Reis

Für 4 Personen
⊘ 45 Min.

200 g Reis • 200 ml Wasser • 200 ml Magermilch • 1 Päckchen Vanillinzucker • etwas abgeriebene Schale von einer unbehandelten Zitrone • Zimt nach Geschmack • etwas Apfeldicksaft nach Geschmack • 3 EL Mandelblättchen

● Reis gründlich waschen und im Wasser kochen, bis das gesamte Wasser aufgesaugt wurde.

● Die Milch zugießen, ebenso den Vanillinzucker und die Zitronenschale dazugeben und den Reis weich kochen.

● Auf der ausgeschalteten Herdplatte nachquellen lassen. Reis mit Zimt, Apfeldicksaft abschmecken und mit Mandelblättchen bestreut servieren.

Variante Sie können auch noch ein Obstmus unter den Reis mischen, dann wird es fruchtiger.

Bedingt geeignet bei Morbus Crohn, Colitis ulcerosa, Magenresektion

Obstmus einmal anders

Fruchtgelee

Für 4 Personen
⊘ 15 Min. + Kühlzeit

1 Päckchen Vanillepuddingpulver • 2 EL Zucker • 200 g Erdbeeren oder Himbeeren • 350 ml Wasser • etwas Obst als Garnitur

● Vanillepuddingpulver mit Zucker und etwas Wasser glatt rühren. Früchte putzen, waschen, eventuell kleiner schneiden und pürieren.

● Übriges Wasser mit den pürierten Früchten aufkochen lassen, Puddingpulver unterrühren und ca. 1 Minute unter Rühren schwach kochen lassen.

● Gelee in vorbereitete Schälchen füllen und kalt stellen. Mit Obst der Saison eventuell garnieren.

Erfrischende Süßspeise in Tortenform

Gebackene Zitronencreme

Für 1 Springform
⏱ 30 Min. + 25 Min. Backzeit

2 unbehandelte Zitronen • 4 Eier • 75 g Zucker • 2 EL Puderzucker • 2 EL Mandelblättchen

● Den Backofen auf 200 °C vorheizen. Eine Springform fetten. Zitronen heiß abwaschen, abtrocknen und die Schale dünn abreiben, den Saft auspressen.

● Eier trennen. Eigelb in einem Topf gut verquirlen, dann mit Zucker, 1 Esslöffel Puderzucker, Zitronensaft und Zitronenschale verrühren. Bei schwacher Hitze unter ständigem Rühren dicklich kochen, dann abkühlen lassen.

● Eiweiß steif schlagen und den Eischnee locker unter die Eigelbcreme heben. Die Creme in die Form füllen und im Ofen etwa 25 Minuten backen, bis sie fest geworden ist.

● Abkühlen lassen und vor dem Servieren mit Puderzucker bestäuben und mit Mandelblättchen bestreuen.

Bedingt geeignet bei Magenresektion

Für überraschenden Besuch

Klassische Biskuitroulade

Für 1 Roulade
⏱ 15 Min. + 12 Min. Backzeit

5 Eier • 140 g Zucker • 1 Päckchen Vanillinzucker • 100 g Mehl • 150 g Marillenmarmelade • etwas Kristallzucker zum Einrollen

● Backofen auf 210 °C vorheizen. Blech mit Backpapier belegen. Eier trennen. Eiweiße mit Zucker und Vanillezucker steif schlagen. Nacheinander die Eigelbe unterrühren. Zum Schluss das Mehl leicht unterziehen. Masse auf das Blech streichen und etwa 10 Minuten backen.

● In der Zwischenzeit ein Küchentuch auf der Arbeitsfläche auflegen und mit Kristallzucker bestreuen. Fertigen Biskuit gleich auf das Küchentuch stürzen. Backpapier feucht abwischen und abziehen. Mit dem Küchentuch die Roulade einrollen und auskühlen lassen.

● Dann nochmals aufrollen, mit Marmelade bestreichen und wieder zusammenrollen. Eventuell mit Puderzucker besieben.

Bedingt geeignet bei Magenresektion

DESSERTS UND KUCHEN

Locker-fruchtiger Kuchengenuss

Himbeerbiskuit

Für 1 Springform (26 cm Durchmesser)
⊘ 30 Min. + 30 Min. Backzeit

- 3 Eier
- 1 Prise Salz
- 70 g brauner Zucker
- 1 Päckchen Vanillezucker

- 120 g Mehl
- ½ TL Backpulver
- ½ TL abgeriebene Zitronenschale

- 400 g Himbeeren
- 1 TL Agar-Agar
- ¼ l Wasser
- 1 TL Ahornsirup

● Backofen auf 180 °C vorheizen. Boden einer Springform mit Backpapier auslegen.

● Eier trennen, Eiweiße mit Salz zu steifem Schnee schlagen. Nach und nach Zucker, Eigelb und Vanillezucker einrühren und so lange weiterschlagen, bis die Masse dickcremig ist.

● Mehl mit Backpulver mischen, mit der Zitronenschale auf die Schaummasse geben und vorsichtig unterheben.

● Biskuitmasse in die Form füllen, glatt streichen und im Ofen in 25–30 Minuten goldgelb backen.

● Den fertigen Biskuit noch 3–4 Minuten im abgeschalteten Backofen stehen lassen, danach herausnehmen und in der Form noch 5 Minuten abkühlen lassen.

● Kuchen auf ein Kuchengitter stürzen, Backpapier abziehen und den Boden auskühlen lassen.

● Für den Belag die Himbeeren gründlich waschen, gut abtropfen lassen und dekorativ auf dem Kuchenboden verteilen.

● Für den Guss Agar-Agar mit dem Wasser und etwas Ahornsirup verrühren und 1–2 Minuten unter Rühren aufkochen lassen.

● Den Guss etwas abkühlen lassen. Den Springformrand um den Kuchen setzen und den Guss gleichmäßig auf den Früchten verteilen. Fest werden lassen.

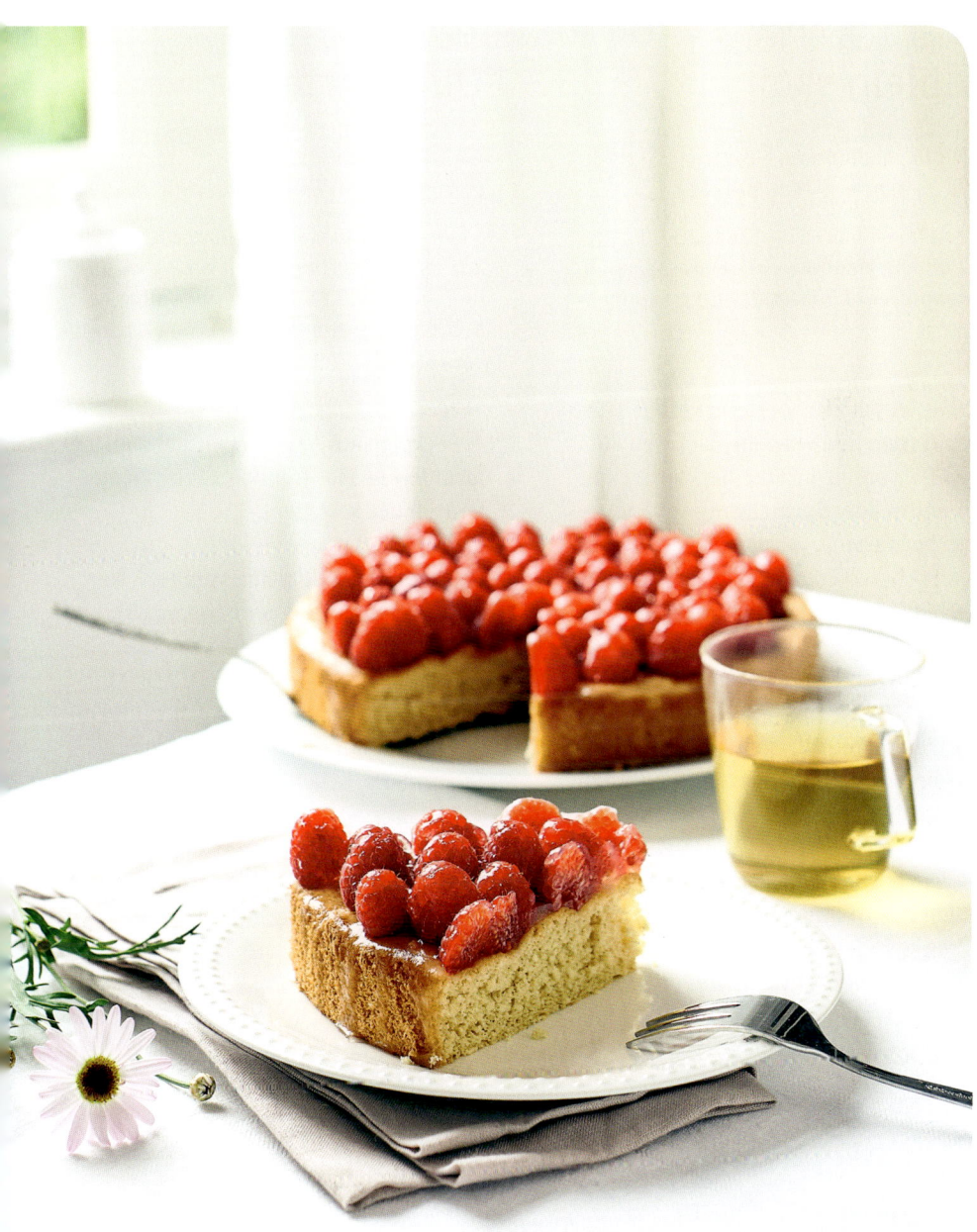

DESSERTS UND KUCHEN

Durch die Äpfel besonders saftig

Apfelbiskuit

Für 1 Kuchenform
⏱ 20 Min. + 60 Min. Backzeit

2 Äpfel • 4 Eier • 120 g Zucker • 50 g gemahlene Mandeln • 1 TL Zimt • 1 Msp. Nelkenpulver • 1 Prise Salz • 80 g Semmelbrösel

● Äpfel schälen, vierteln, Kerngehäuse entfernen und würfeln. Backofen auf 180 °C vorheizen. Eine Backform (Kastenform oder Springform) mit Backpapier auslegen.

● Eier trennen, Eigelb mit Zucker weißschaumig rühren. Gemahlene Mandeln und Gewürze untermischen.

● Eiweiß mit Salz steif schlagen und mit Semmelbröseln und den Apfelwürfeln unter die Eigelbcreme heben.

● Die Masse in die Form füllen und im Ofen etwa 1 Stunde goldbraun backen. Die Oberfläche des Kuchens gegen Ende der Backzeit eventuell mit Pergamentpapier abdecken.

Erfrischender Tortengenuss

Quarktorte

Für 4 Personen
⏱ 20 Min. + 60 Min. Backzeit

5 Eier • 250 g Butter oder Margarine • 250 g Zucker • 1 Päckchen Vanillezucker • Saft und Schale von ½ Zitrone • 1 kg Magerquark • 130 g Grieß • ½ Päckchen Backpulver • etwas Butter und Mehl für die Form

● Backofen auf 175 °C vorheizen. Springform fetten. Eier trennen. Eiklar zu steifem Schnee schlagen.

● Butter, Dotter, Zucker, Vanillezucker, Zitronenschale und -saft cremig rühren. Quark einrühren.

● Grieß mit Backpulver mischen und abwechselnd mit dem Eischnee unter die Quarkmasse heben.

● Den Teig in die Springform füllen und 45 Minuten bei Unterhitze backen. Weitere 15 Minuten bei Ober- und Unterhitze fertig backen.

Bedingt geeignet bei Kurzdarmsyndrom

Ein echter »Vollwertkuchen«
Karottenkuchen

Für 1 Kuchenform
⊘ 25 Min. + 40 Min. Backzeit

150 g brauner Zucker • 2 Eier • 250 ml Rapsöl • 200 g (Vollkorn-)Mehl • 1 TL Backpulver • 2 TL Zimt • Salz • 350 g Karotten • 50 g Honig • Fett und Semmelbrösel für die Form

● Backofen auf 180 °C vorheizen. Zucker und Eier sehr schaumig rühren. Das Öl in einem dünnen Strahl kräftig unterschlagen. Mehl mit dem Backpulver, Zimt und einer Prise Salz mischen und unterrühren.

● Karotten putzen, schälen und grob reiben. Zusammen mit dem Honig unter den Teig mischen. Eine Springform oder Kastenform fetten und mit Bröseln ausstreuen. Teig in die Form füllen und im Ofen 40 Minuten backen.

Besonders fruchtig
Apfelmusmuffins

Für 1 Muffinblech (12 Stück)
⊘ 15 Min. + 25 Min. Backzeit

3 Eier • 100 ml Rapsöl • 200 g Zucker • 7 EL Apfelmus • 200 g Mehl • ½ Päckchen Backpulver

● Den Backofen auf 190 °C vorheizen. Muffinförmchen in das Muffinblech setzen oder die Vertiefungen einfetten.

● Eier mit Öl, Zucker und Apfelmus verquirlen. Mehl mit Backpulver mischen und nur so lange unterrühren, bis sich die Zutaten vermischt haben. Den Teig auf die Muffinformen aufteilen und im Backofen etwa 20 Minuten backen.

DESSERTS UND KUCHEN

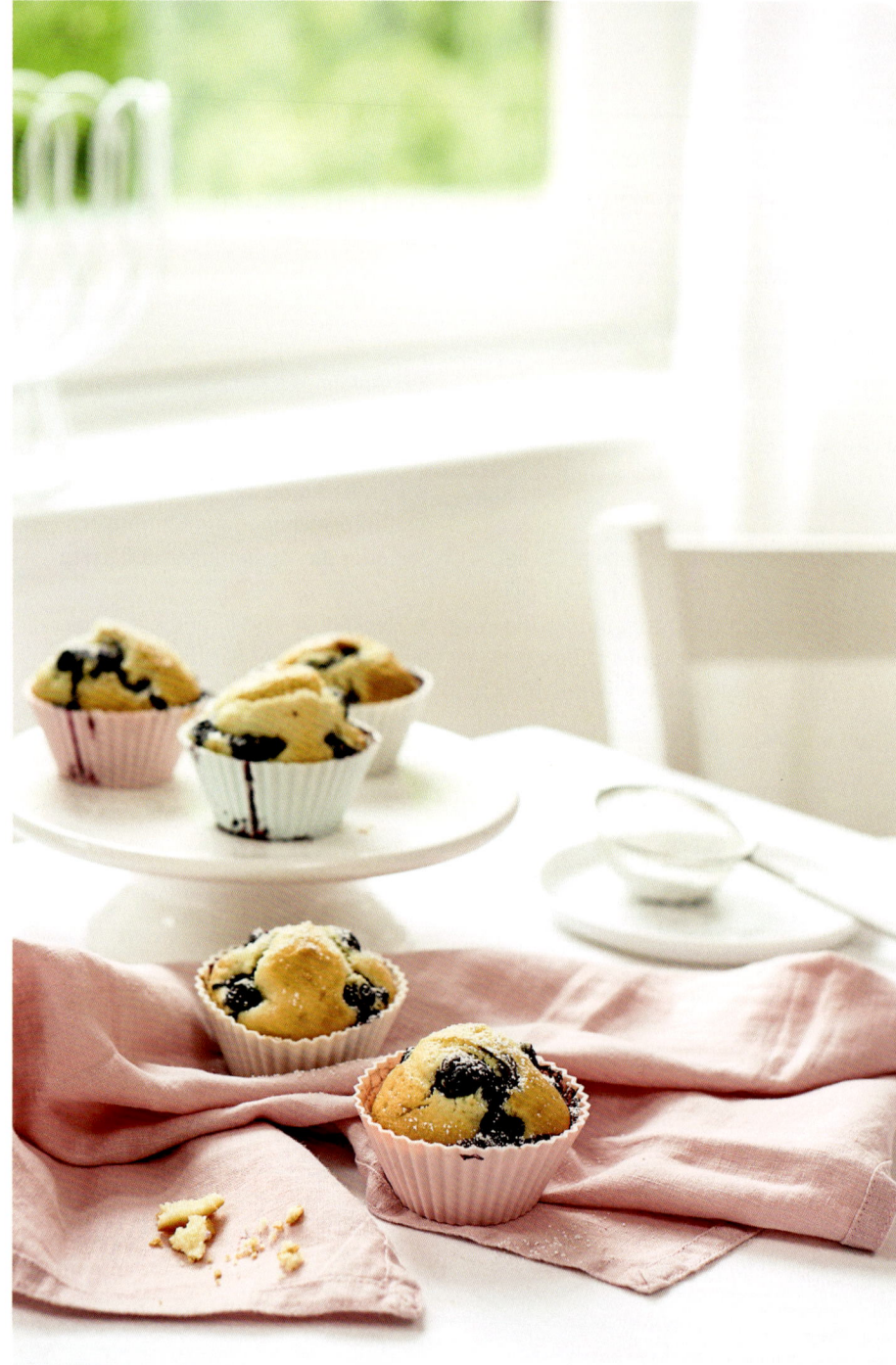

Einfach gut

Heidelbeermuffins

Für 1 Muffinblech (12 Stück)
⏱ 15 Min. + 25 Min. Backzeit

- 150 g Heidelbeeren
  (frisch oder TK)
- 175 g Mehl
- 2 TL Backpulver
- 80 g Zucker

- 1 Prise Salz
- 1 Päckchen Vanillezucker
- abgeriebene Schale von
  1 Zitrone

- 2 Eier
- 50 g Butter
- 175 ml Milch

● Backofen auf 200 °C vorheizen. Muffin-formen in ein Muffinblech setzen (oder Muffinblech einfetten).

● Heidelbeeren waschen und abtropfen lassen. Tiefgekühlte Heidelbeeren auf-tauen lassen.

● Das Mehl in einer Schüssel mit Back-pulver, Zucker, Salz, Vanillezucker und Zi-tronenschale mischen.

● In einer zweiten Schüssel die Eier ver-quirlen. Butter zerlassen und mit der Milch unter die Eier rühren. Zuerst die Mehlmischung, dann die Heidelbeeren daruntermischen.

● Den Teig in die Muffinformen fül-len und in 25 Minuten goldgelb backen. Leicht abkühlen lassen und mit Puderzu-cker bestreuen.

BEILAGEN UND SNACKS

Leichte warme Zwischenmahlzeit

Kräuter-Quark-Nockerl

Für 4 Personen
⊘ 45 Min.

500 g Magerquark • 2 Eidotter • 2 Eier •
100 g Grieß • 2 EL geriebener Parmesan •
Kräuter nach Saison • Salz • 80 g Butter •
geriebener Parmesan zum Bestreuen

● Quark mit Eidottern, Eiern, Grieß, Parmesan, gehackten Kräutern und Salz gut vermischen.

● Butter in einem kleinen Topf schmelzen lassen und die Hälfte unter die Masse rühren. Im Kühlschrank etwas ziehen lassen.

● In einem großen Topf Salzwasser zum Kochen bringen. Aus der kalten Masse mit einem Suppenlöffel Nockerln formen (Suppenlöffel immer wieder in kaltes Wasser tauchen), ins kochende Wasser legen, nochmals aufkochen lassen und anschließend etwa 10 Minuten ziehen lassen.

● Nockerln herausheben, auf Tellern anrichten und mit geschmolzener Butter und geriebenem Parmesan servieren.

Als kleines Gericht oder als Beilage

Selleriepüree

Für 4 Personen
⊘ 20 Min.

800 g Sellerie • 80 g Butter • ca. 60 ml Magermilch • Salz • Muskatnuss

● Sellerie schälen und in etwa 1 cm große Würfel schneiden. In einem Topf mit Salzwasser bedeckt weich kochen, abseihen und Selleriewürfel in den heißen Topf zurückgeben. Etwas ausdampfen lassen.

● Butter und Magermilch zum Gemüse dazugeben und mit dem Pürierstab fein pürieren. Püree mit Salz und Muskatnuss würzen und servieren.

Tipp Ein Püree aus Roter Bete können Sie auf die gleiche Weise zubereiten.

Bedingt geeignet bei Morbus Crohn, Colitis ulcerosa, Magenresektion

Bekömmliche Gemüsebeilage

Brokkolipüree

Für 4 Personen
🕑 20 Min.

800 g Brokkoli • 40 g Butter • 80 ml Magermilch • Salz • Muskatnuss

● Brokkoli in Röschen zerteilen, waschen und in reichlich Salzwasser weich kochen, abseihen, gut abtropfen lassen. Durch ein Passiersieb drücken.

● Butter schmelzen. In einem anderen Topf Milch heiß werden lassen. Butter und Milch zum Brokkoli dazugeben. Gut einrühren und mit Salz und Muskatnuss würzen.

Tipp Auch Karottenpüree können Sie so zubereiten.

Bedingt geeignet bei Morbus Crohn, Colitis ulcerosa, Magenresektion

Als Aufstrich oder als Dip

Cremiger Avocadoaufstrich

Für 4 Personen
🕑 5 Min.

1 reife Avocado • 1 Zitrone, Saft • 2 EL Sauerrahm • Salz • 1 TL frische Petersilie, gehackt

● Avocado halbieren, entkernen und das Fruchtfleisch mit einem Löffel herauslösen.

● Fruchtfleisch mit einer Gabel zerdrücken und ganz nach Geschmack mit mehr oder weniger Zitronensaft beträufeln.

● Mit dem Sauerrahm verrühren. Mit Salz abschmecken und gehackte Petersilie untermischen.

Raffinierte Beilage
Spargelmousse

Für 4 Personen
⊘ 40 Min. + 3–4 Std. Kühlzeit

400 g Spargel • 1 Prise Zucker • 1 Scheibe
Weißbrot • 300 ml Sahne • 4 Gelatineblät-
ter • 1 Zitrone, Saft • Salz

● Spargel schälen, die holzigen Enden
abschneiden und in Stücke schneiden.

● Wasser in einem großen Topf zum Kochen bringen, Zucker und Weißbrot dazugeben und Spargel darin sehr weich
kochen. Spargel herausnehmen und mit
dem Stabmixer fein pürieren.

● Sahne steif schlagen. Gelatine in kaltem Wasser einige Minuten einweichen, dann gut ausdrücken und in etwas
Wasser in einem Topf erwärmen und
schmelzen lassen.

● Gelatine rasch unter die Spargelmasse
rühren, dann gleich Schlagsahne unterheben. Mit Zitronensaft und Salz würzen. In ein passendes flaches Gefäß einfüllen und einige Stunden kühl stellen.

● Suppenlöffel in heißes Wasser tauchen und aus der Masse Nocken stechen,
auf Teller anrichten und z. B. mit Spargelspitzen und Petersilie garnieren.

Bedingt geeignet bei Morbus Crohn, Colitis ulcerosa, Pankreatitis

Pikanter Snack – schön für Gäste
Spinatkörbchen

Für etwa 1 Muffinblech
⊘ 45 Min.

1 Packung Strudelteig • 200 g Blattspinat •
250 g Quark • 4 EL Parmesan • 2 Eier • Salz

● Backofen auf 180 °C vorheizen. Muffinblech mit etwas Öl einpinseln. Strudelteig, wie auf der Packung angegeben,
auf der Arbeitsfläche auslegen. Daraus
etwa 10 × 10 cm große Quadrate schneiden. Die Teigquadrate in je eine Muffin-
mulde legen.

● Den Spinat waschen, in einem Topf
mit ausreichend Salzwasser kurz blanchieren, abgießen, gut ausdrücken und
mit dem Pürierstab pürieren.

● Spinat mit Quark, Parmesan und Eiern verrühren. Nochmals mit dem Pürierstab pürieren und mit ein wenig Salz
abschmecken.

● Die Spinatcreme in die Strudelteig-
körbchen füllen und im Ofen etwa
20 Minuten backen. Aufpassen, dass die
Ecken nicht zu braun werden.

Bedingt geeignet bei Magenresektion,
Kurzdarmsyndrom

❯ Spinatkörbchen

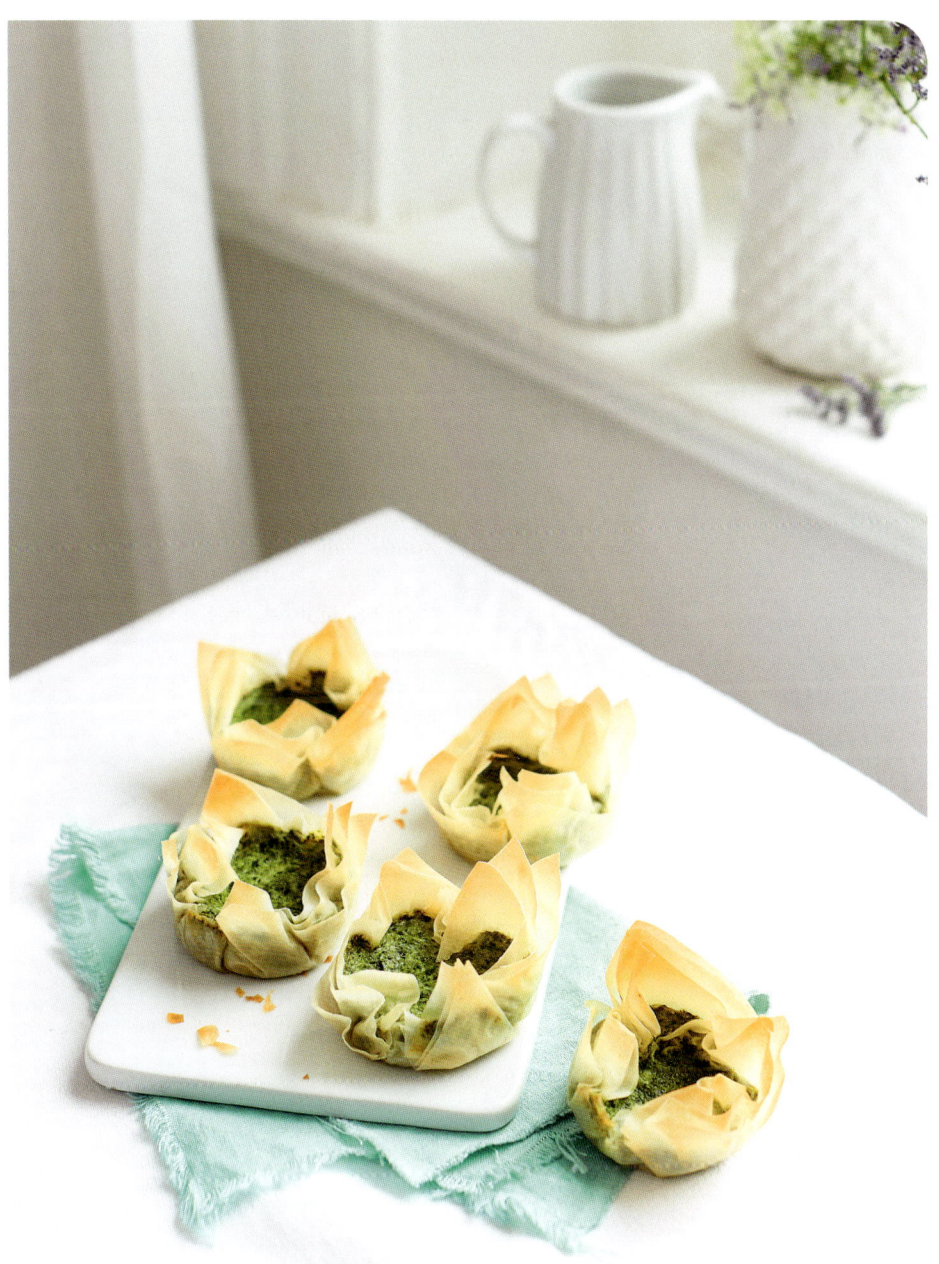

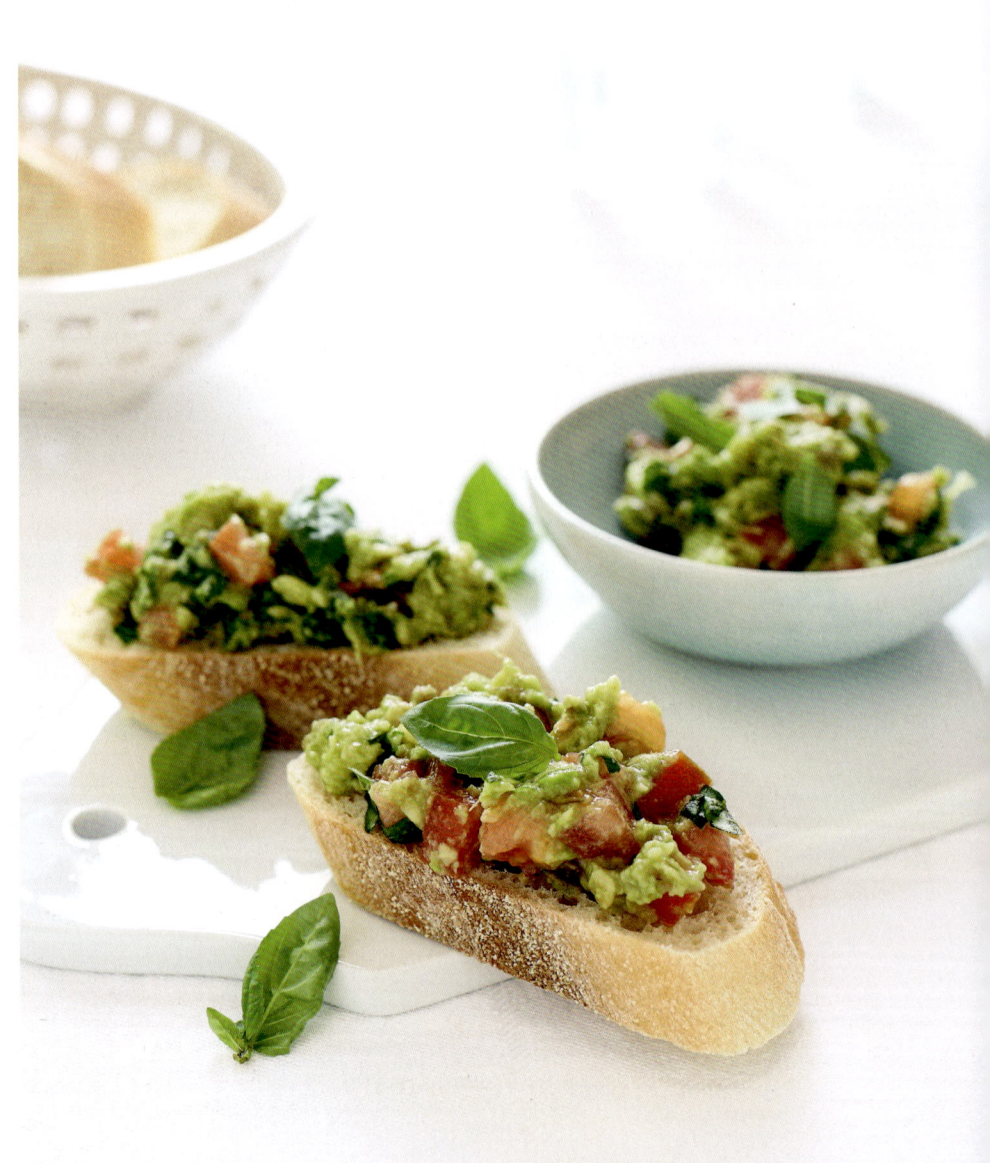

Besonders fein auf leichtem Weißbrot

Avocado-Tomaten-Aufstrich

Für 4 Personen
⊘ 15 Min.

1 Tomate • 1 reife Avocado • 1 TL Zitronen-saft • geriebene Muskatnuss • Salz • 1–2 TL Hefeflocken • ½ Bund Basilikum

● Tomate waschen, den grünen Stielan-satz entfernen und in kleine Stücke schneiden.

● Avocado halbieren, entkernen und das Fruchtfleisch mit einem Löffel herauslö-sen und mit einer Gabel zerdrücken. Mit dem Zitronensaft beträufeln, damit sie nicht braun wird.

● Tomatenwürfel mit der Avocadocreme vermischen und mit Gewürzen, den He-feflocken und dem frisch gehackten Ba-silikum abschmecken.

Herzhafte Muffins

Kartoffel-Kürbis-Muffins

Für 1 Muffinblech (12 Stück)
⊘ 40 Min. + 30 Min. Backzeit

250 g mehligkochende Kartoffeln • 200 g Kürbis oder Karotten • 1 Ei • 2 EL Milch • 3 EL Mehl • Salz • Pfeffer

● Die Kartoffeln schälen und in große Würfel schneiden, den Kürbis putzen und ebenfalls grob würfeln. Kartoffeln und Kürbis in Salzwasser in etwa 20 Mi-nuten weich kochen.

● Den Backofen auf 180 °C vorheizen. Das Gemüse abgießen, auskühlen las-sen und mit einem Kartoffelstampfer zerstampfen.

● Das Ei, die Milch und das Mehl mit der Masse verrühren. Mit Salz und Pfeffer abschmecken.

● Die Papierförmchen in die Muffinform legen. Den Kartoffelteig auf die Förm-chen verteilen. Die Muffins im Ofen in 30 Minuten goldgelb backen.

◖ Avocado-Tomaten-Aufstrich

Eine Hummus-Variante
Kichererbsen-Avocado-Creme

Für 4 Personen
⏱ 10 Min.

2 Avocados • 50 g Kichererbsen aus der Dose • 3 EL Zitronensaft • etwas gemahlener Koriander • Salz • Pfeffer

● Avocadofruchtfleisch mit Kichererbsen und Zitronensaft mit dem Pürierstab fein pürieren. Mit Koriander, Salz und Pfeffer würzen.

Zum Dippen oder aufs Brot
Kräuterquark

Für 4 Personen
⏱ 5 Min.

250 g Quark • 2 EL Sauerrahm • Salz • 1 EL frische, gemischte Kräuter

● Quark mit Sauerrahm gründlich mischen und mit den klein gehackten Kräutern und Salz abschmecken. Schmeckt besonders gut auf Mischbrot oder leichtem Vollkornbrot.

Besonders bekömmlich
Kümmelquark

Für 4 Personen
⏱ 5 Min.

250 g Quark • 2 EL Sauerrahm • 1–2 TL Kümmel • Salz

● Quark mit Sauerrahm gründlich mischen und mit dem Kümmel und Salz abschmecken.

Das passt dazu Als Aufstrich aufs Brot; schmeckt auch lecker zu Ofenkartoffeln und Salzkartoffeln.

Passt zu dunklerem Brot
Ei-Aufstrich

Für 4 Personen
⏱ 20 Min.

3 Eier • 2 EL Sauerrahm • 125 g Quark • Salz • Muskatnuss • Petersilie

● Eier hart kochen und gut abschrecken. Dann schälen, die Eidotter mit der Gabel zerdrücken und das Eiweiß fein schneiden.

● Eidotter mit Sauerrahm und Quark vermischen, mit Salz und Muskatnuss abschmecken. Eiweiß und gehackte Petersilie untermengen.

Herzhafter Brotaufstrich
Käse-Quark

Für 4 Personen
⊘ 10 Min.

250 g Quark • 80 g milder Käse (z. B. Gouda), fein gerieben • 2 EL Sauerrahm • Salz • Muskatnuss

● Quark mit Sauerrahm und geriebenem Käse gründlich mischen. Nach Geschmack geriebene Muskatnuss und Salz hinzufügen.

Sommerliches, erfrischendes Getränk
Melonendrink

Für 1 Person
⊘ 10 Min.

100 g Honigmelone • 150 g Naturjoghurt • 1 EL Kokosraspeln • etwas Honig • 2–3 Blätter Zitronenmelisse

● Fruchtfleisch der Honigmelone in Stücke schneiden. Mit dem Joghurt pürieren. Kokosraspeln dazugeben, mit Honig abschmecken. Mit gehackter Zitronenmelisse bestreuen und genießen.

Sättigender Shake für zwischendurch
Bananenshake

Für 1 Person
⊘ 5 Min.

100 g Banane • 175 ml Magermilch • 1 TL Maiskeimöl • etwas Ahornsirup • 50 g Magerquark • 1 TL Zitronensaft

● Banane schälen, in Stücke schneiden und mit Milch pürieren. Die übrigen Zutaten kräftig unterrühren. Mit dem Pürierstab nochmals schaumig aufschlagen und servieren.

Bedingt geeignet bei Morbus Crohn, Colitis ulcerosa, Magenresektion

Statt Kaffee und Kuchen
Mokka-Shake

Für 1 Person
⊘ 10 Min.

175 ml Milch • 1 TL löslicher Kaffee • 2 EL süße Sahne • 50 g Magerquark • 40 g Maltodextrin • etwas Zucker zum Süßen

● Ewas Milch leicht erhitzen und Kaffee darin auflösen. Wieder abkühlen lassen. Kalte Milch, Sahne und Quark kräftig unterrühren. Maltodextrin unterrühren, mit etwas Zucker abschmecken und genießen.

Bedingt geeignet bei Morbus Crohn, Colitis ulcerosa, Magenresektion

Und so geht's weiter – die leichte Vollkost

Nun haben Sie die kritische Zeit hinter sich. Ihr Magen-Darm-System ist wieder einigermaßen in Ordnung und Sie können jetzt zur leichten Vollkost übergehen. Dabei können Sie wieder mehr oder weniger essen, was immer Sie möchten. Achten sollten Sie aber auf Ihre persönlichen Unverträglichkeiten bzw. auf Besonderheiten je nach Ihrem Krankheitsbild.

Es gilt: »Erlaubt ist, was vertragen wird.« Wenn Sie sich an der Ernährungspyramide orientieren, ernähren Sie sich ausgewogen und vielfältig. Die Ernährungspyramide stellt recht anschaulich dar, wie viel von welchen Lebensmittelgruppen benötigt werden. Die Farben der einzelnen Stufen erinnern an eine Ampel. Grün bedeutet hier reichlich, gelb sparsam und rot nur gelegentlich. Die Basis bilden die Getränke. An zweiter Stelle stehen Obst und Gemüse, dann folgen Getreideprodukte (Brot, Müsli, Nudeln, Reis, Hirse, Haferflocken usw.). An diesen Produkten können Sie sich satt essen. Dann folgen gelb die Milch und Milchprodukte sowie Fleisch, Fisch und Eier. Im roten Bereich finden sich Fette und Öle und ganz oben an der Spitze Süßigkeiten. Jeder Punkt steht für eine Portion: also 6-mal Getränke, 5-mal Obst und Gemüse (3-mal Gemüse, 2-mal Obst), 4-mal Getreide, 3-mal Milch oder Milchprodukte und einmal Fleisch, Fisch oder Ei, 2-mal Öl oder Fett (ist eigentlich das, was aufs Brot kommt oder zum Kochen verwendet wird), nur einmal – wenn gewünscht – Süßes, salzige Snacks oder Alkohol (wenn erlaubt).

Eigentlich doch ganz einfach zu merken. Wie sieht's bei Ihnen aus? Wenn Sie an gestern denken, haben Sie das geschafft? Gehen Sie den gestrigen Tag einfach in Gedanken durch und streichen Sie die Kästchen ab, die Sie »geschafft« haben. Wo war noch zu wenig, wo zu viel?

Ernährungstipps zur leichten Vollkost

Die folgenden Grundsätze helfen Ihnen bei einer verträglichen und abwechslungsreichen Ernährung. Die leichte Vollkost ist vielfältig und bekömmlich.

Vielseitig – aber nicht zu viel Nutzen Sie die Vielfalt der Lebensmittel und essen Sie von vielen verschiedenen Lebensmitteln und immer wieder in unterschiedlichen Zubereitungen. Aber von keinem Lebensmittel zu viel.

Weniger Fett und fettreiche Lebensmittel Wir brauchen weniger Fett, als üblicherweise verzehrt wird. Verwenden Sie Butter, Margarine und Öle sparsam zum Kochen, für den Salat oder als Streichfett. Probieren Sie auch fettärmere Zubereitungsvarianten. Vielen Lebensmitteln sieht man nicht an, dass sie viel Fett enthalten – Kuchen, Schokolade, Sahnejoghurts, Wurstwaren, Backwaren, Fertiggerichte, verschiedene Käsesorten, Knabbergebäck enthalten relativ viel von diesen »versteckten Fetten«.

Würzig, aber nicht salzig Verwenden Sie Salz sparsam, sonst können Sie den Eigengeschmack der Lebensmittel nicht mehr gut wahrnehmen. Zu viel Salz erhöht zudem den Blutdruck. Verwenden Sie aber jodiertes Speisesalz, um Jodmangel vorzubeugen. Verwenden Sie Gewürze und reichlich (frische) Kräuter.

Wenig Süßes Benutzen Sie auch Zucker wie ein Gewürz. Sparsam und dosiert. Wenn Sie mal Süßigkeiten (in kleinen Mengen!) essen, dann mit Genuss und ohne schlechtes Gewissen. Auch Süßstoff ist keine Lösung. Damit trainieren wir uns nämlich nicht die Liebe nach Süßem ab.

Mehr Vollkornprodukte Getreideprodukte aus vollem Korn sollten in ruhigen Phasen täglich auf dem Speiseplan stehen. Sie liefern uns reichlich Vitamine und Mineralstoffe, außerdem viele Ballaststoffe und wertvolles Eiweiß, ohne dabei viel Fett zu enthalten. Neben Brot und Müsli (bitte keine Knuspermüslis – enthalten zu viel Zucker), Nudeln und Reis gibt es noch viele andere Getreidesorten, die wir in der Küche verwenden können. Auch aus Hirse, Weizen, Hafer, Grünkern, Dinkel, Amaranth, Bulgur, Couscous etc. kann man leckere und hochwertige Mahlzeiten zaubern. Im Rezeptteil haben Sie dazu auch einige köstliche Rezeptideen.

Reichlich Gemüse, Kartoffeln und Obst 5-mal täglich Obst und Gemüse wäre das erstrebenswerte Ziel. Gar nicht so schwierig. Überlegen Sie doch einmal, wie das gehen könnte. Gleich zum Frühstück ein Glas Obstsaft oder Obst zum Müsli, vormittags ein Stück Obst, zum Mittagessen gedünstetes Gemüse und/oder einen Salat, auch am Nachmittag etwas Obst und abends wieder etwas Gemüse und schon sind 3-mal Gemüse und 2-mal Obst geschafft. Wie sieht es bei Ihnen aus? Denken Sie doch mal an gestern – sind Sie auf 5 Portionen am Tag gekommen?

Weniger tierisches Eiweiß Tierisches Eiweiß wird zwar besser vom Körper aufgenommen als pflanzliches Eiweiß, den-

🔻 Die Lebensmittelpyramide zeigt: 6 Getränke wie Mineralwasser sowie 5 Portionen Gemüse und Obst pro Tag sind ideal.

noch sollte man täglich nur einmal Tierisches in Form von Fleisch, Fisch oder Eiern verzehren. Das ist für den täglichen Eiweißbedarf ausreichend. Außerdem spart man so unnötiges Fett. Gute pflanzliche Eiweißquellen sind außerdem Getreideprodukte und eventuell Hülsenfrüchte (bei Magen-Darm-Erkrankungen oft nicht so günstig durch die blähende Wirkung).

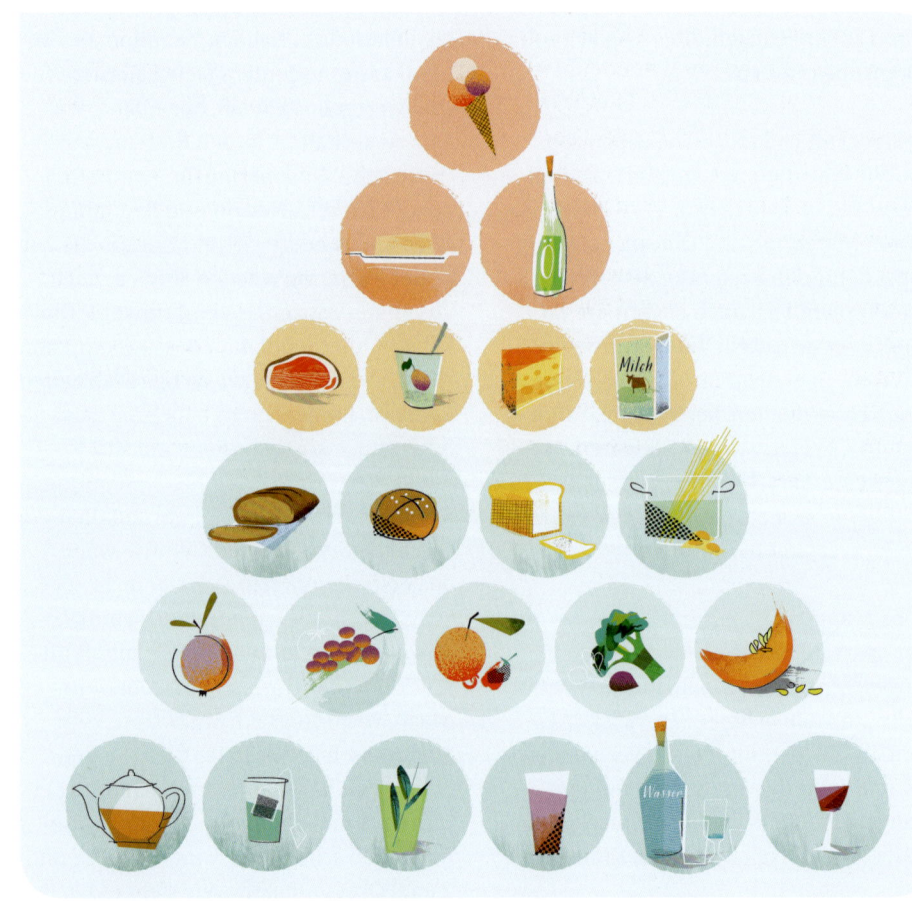

Ausreichend trinken Trinken ist besonders wichtig. Viele von uns haben verlernt, regelmäßig zu trinken. Wir vergessen oft das Trinken, dabei ist es schon ein Alarmsignal des Körpers, wenn er »Durst« meldet. Eigentlich sollten wir trinken, bevor wir Durst bekommen. Am besten mindestens 1,5 Liter täglich. Ideal wären 6 Gläser (250 ml) pro Tag, was insgesamt 1,5 Liter ergibt. Die restliche notwendige Flüssigkeit kommt aus dem Essen – Suppen, Obst und Gemüse liefern ebenfalls eine Menge an Flüssigkeit. Wenn Sie stark schwitzen (im Sommer oder beim Sport) oder anderweitig viel Flüssigkeit verlieren (z. B. bei Durchfall oder Erbrechen), brauchen Sie dementsprechend mehr Wasser. Und was trinken wir am besten? Wasser, kohlensäurearme Mineralwässer, Kräuter- und Früchtetees oder auch verdünnte Obstsäfte sind die optimalen Durstlöscher und Flüssigkeitslieferanten. Auch Kaffee zählt mittlerweile übrigens zu den Flüssigkeitslieferanten – in moderaten Mengen (2–3 Tassen) entzieht er dem Körper doch nicht so viel Wasser, wie noch vor einigen Jahren angenommen.

Öfters kleine Mahlzeiten Kleine Mahlzeiten, die dafür aber häufiger, helfen den Blutzuckerspiegel konstant zu halten. Außerdem vermeiden Sie dadurch Heißhungerattacken, die nur dazu führen, bei der nächsten Mahlzeit über den Hunger hinaus zu essen und wahllos in sich hineinzustopfen.

Schmackhaft und schonend zubereiten Nicht nur bei Erkrankungen des Magen-Darm-Traktes ist eine schonende Zubereitung der Speisen von Vorteil. Jeder Mann und jede Frau profitieren davon. Frische, vielfältige Lebensmittel, gewürzt mit verschiedenen Kräutern, ergeben eine Mahlzeit für alle Sinne.

Bei Beschwerden mit Divertikeln finden Sie viele leckere Rezeptideen und weiterführende Informationen im Buch »Köstlich essen Divertikel« von Astrid Laimighofer, das 2019 im TRIAS Verlag erschien.

Sachverzeichnis

Rezept- und Zutatenverzeichnis

Liebe Leserin, lieber Leser,

hat Ihnen dieses Buch weitergeholfen? Für Anregungen, Kritik, aber auch für Lob sind wir of-
fen. So können wir in Zukunft noch besser auf
Ihre Wünsche eingehen. Schreiben Sie uns,
denn Ihre Meinung zählt!

Ihr TRIAS Verlag

Kontakt:
kundenservice.thieme.de

Lektorat TRIAS Verlag
Postfach 30 05 04
70445 Stuttgart

Abonnieren Sie unsere Newsletter:
www.trias-verlag.de/newsletter

Besuchen Sie uns auf facebook!
**www.facebook.com/
trias.tut.mir.gut**

Besuchen Sie uns auf facebook!
**www.facebook.com/
mama.mag.trias**

Folgen Sie uns auf Instagram!
**www.instagram.com/
trias_verlag**

Lassen Sie sich inspirieren!
**www.pinterest.com/
triasverlag**

Bibliografische Information der Deutschen Nationalbibliothek
Die Deutsche Nationalbibliothek verzeichnet diese Publikation in der Deutschen Nationalbibliografie; detaillierte bibliografische Daten sind im Internet über http://dnb.d-nb.de abrufbar.

Programmplanung: Uta Spieldiener
Projektmanagement: Annalena Müller
Redaktion: Anne Bleick, Stuttgart
Bildredaktion: Christoph Frick, Caroline Merdian

Umschlaggestaltung und Layout: CYCLUS Visuelle Kommunikation, Stuttgart

Bildnachweis:
Umschlagfoto und Bild S. 3: © StockFood / Firmston, Victoria
Alle Rezeptfotos: Stefanie Bütow, Hamburg
Zeichnungen: Daniela Sonntag, Stuttgart

2. Auflage 2020

© 2020 TRIAS Verlag in Georg Thieme Verlag KG, ein Unternehmen der Thieme Gruppe
Rüdigerstraße 14, 70469 Stuttgart

Printed in Germany

Satz und Repro: Fotosatz Buck, Kumhausen
Gesetzt in Adobe InDesign CS6
Druck: AZ Druck und Datentechnik GmbH, Kempten

Gedruckt auf chlorfrei gebleichtem Papier

ISBN 978-3-432-11084-4   1 2 3 4 5 6

Auch erhältlich als E-Book:
eISBN (ePub) 978-3-432-11097-4

Wichtiger Hinweis: Wie jede Wissenschaft ist die Medizin ständigen Entwicklungen unterworfen. Forschung und klinische Erfahrung erweitern unsere Erkenntnisse. Ganz besonders gilt das für die Behandlung und die medikamentöse Therapie. Bei allen in diesem Werk erwähnten Dosierungen oder Applikationen, bei Rezepten und Übungsanleitungen, bei Empfehlungen und Tipps dürfen Sie darauf vertrauen: Autoren, Herausgeber und Verlag haben große Sorgfalt darauf verwandt, dass diese Angaben dem Wissensstand bei Fertigstellung des Werkes entsprechen. Rezepte werden gekocht und ausprobiert. Übungen und Übungsreihen haben sich in der Praxis erfolgreich bewährt.